D0921075

LES VERTUS DU raisin POUR LA SANTÉ

Donnée de catalogage avant publication (Canada)

Weil, Brian, 1954-

    Les vertus du raisin pour la santé

    (Santé)

    ISBN 2-7640-0340-4

1. Raisins - Emploi en thérapeutique. I. Titre. II. Collection: Collection Santé
(Éditions Quebecor).

RM666.G75W44 1999   615'.321   C99-940574-8

LES ÉDITIONS QUEBECOR
7, chemin Bates
Outremont (Québec)
H2V 1A6
Tél.: (514) 270-1746

©1999, Les Éditions Quebecor
Bibliothèque nationale du Québec
Bibliothèque nationale du Canada
ISBN: 2-7640-0340-4

Éditeur: Jacques Simard
Coordonnatrice de la production: Dianne Rioux
Conception de la page couverture: Bernard Langlois
Illustration de la page couverture: Christine Gagnon
Révision: Jocelyne Cormier
Correction d'épreuves: Francine St-Jean
Infographie: René Jacob, 15e Avenue

*Nous reconnaissons l'aide financière du gouvernement du Canada par l'entremise du
Programme d'Aide au Développement de l'Industrie de l'Édition pour nos activités
d'édition.*

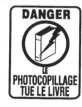

Brian Weil

LES VERTUS DU raisin POUR LA SANTÉ

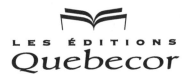

LES ÉDITIONS
Quebecor

Puis Dieu dit :

Que la terre produise de la verdure,
de l'herbe portant de la semence,
des arbres fruitiers donnant du fruit
selon leur espèce et ayant en eux
leur semence sur la terre.
Gn 1, 11

Puis vinrent Adam et Ève :

L'Éternel avait planté un jardin
dans lequel il avait fait pousser
des arbres de toute espèce,
agréables à voir et bons à manger
et l'arbre de la vie au milieu du jardin,
et l'arbre de la connaissance
du bien et du mal.
Il dit à l'homme :
«Tu pourras manger
de tous les arbres du jardin ;
mais tu ne mangeras pas
de l'arbre de la connaissance
du bien et du mal,
car le jour où tu en mangeras,
tu mourras. »
Gn 2, 17

La vigne et le raisin
dans l'histoire

S i la croyance populaire nous enseigne que le fruit du « péché » fut la pomme, rien dans la version officielle de l'Ancien Testament ne vient étayer cette fable. Et si ce fruit était le raisin ?

Depuis leur création, l'homme et la femme vivaient nus, sans honte, sans aucune connaissance du bien et du mal. Mais vint le serpent qui dit à la femme : *« Dieu a-t-il réellement dit : "Vous ne mangerez pas de tous les arbres du jardin ?" »* La femme répondit : *« Nous mangeons du fruit des arbres du jardin. Mais quant au fruit de l'arbre qui est au milieu du jardin, Dieu a dit : "Vous n'en mangerez point et vous n'y toucherez point de peur que vous ne mouriez."»* Alors, le serpent dit à la femme : *« Vous n'en mourrez point ; mais Dieu sait que le jour où vous en mangerez, vos yeux s'ouvriront et que vous serez comme des dieux, connaissant le bien et le mal.»*

Adam et Ève n'étant ni mieux ni pires que les êtres humains des temps modernes, ils furent sans aucun doute irrésistiblement attirés par le fruit défendu. Pourquoi, devaient-ils se demander, pouvons-nous goûter de tout, mais pas de cette petite chose bleue (verte, rouge ou noire) qui s'offre à nos yeux en de si appétissantes grappes et qui, semble-t-il, ouvre l'intelligence ? Ciel que cela devait être tentant ! Que celui ou celle qui n'a jamais péché leur jette la première pierre.

La femme vit que l'arbre était bon à manger.
Elle prit de son fruit et en mangea ;
elle en donna aussi à son mari et il en mangea.

Et maintenant, puisque tout ceci n'est, somme toute, que fable et que parabole, extrapolons. L'histoire aurait sans doute pu s'arrêter là, sur un gros plan d'Adam et Ève en train de mordre à belles dents dans des raisins, des oranges et des figues si, dans sa grande distraction, Adam (il faut bien aussi lui donner quelques péchés) n'avait un jour laissé traîner une grappe de raisin, disons, sous un treillis et qu'Ève ne l'aurait découvert que quelques semaines plus tard. Curieuse et gourmande, Ève aurait porté à ses lèvres une partie du liquide exprimé par le raisin (petit vin rudimentaire) et aurait offert l'autre part à son époux.

Et de là, dit la Bible :

Ils connurent qu'ils étaient nus.

Introduction

Quelle formidable découverte! Et quelle dut être leur surprise, sous l'effet enivrant du jus de raisin fermenté, de découvrir et de ressentir, dans toutes les fibres de leur être, toute la panoplie des instincts humains desquels jusqu'alors ils avaient été vraisemblablement protégés. Et naquirent Caïn et Abel, et naquit aussi un peuple entier. Mais parce que ce peuple ne sut pas toujours reconnaître que « *l'esprit de fornication a le vin pour serviteur* », le Créateur dut, un beau jour, prononcer un verdict sévère et impitoyable, et vint le déluge, incontestablement la conséquence (entre plusieurs, bien sûr) de l'esprit libertin du peuple de cette époque qui avait corrompu la terre. Mais, avant de détruire cette dernière, Dieu dit à Noé :

Et toi, prends de tous les aliments que l'on mange,
et fais-en une provision auprès de toi
afin qu'ils te servent de nourriture...

Ainsi fit Noé. Et lorsque le calme fut revenu, après que le monde eut traversé la grande et douloureuse épreuve du déluge, Noé planta un cep de vigne pour que celle-ci devienne l'emblème du renouveau, de l'abondance et de la renaissance.

Noé commença à cultiver la terre et planta de la vigne. Il but du vin, s'enivra et se mit nu au milieu de sa tente.

Nous pourrions poursuivre longtemps cette route de la vigne en nous inspirant (et, reconnaissons-le, en imaginant) des innombrables récits mythiques de la Bible, car celle-ci regorge d'histoires parlant des mérites, des bienfaits, mais aussi des méfaits (en cas d'abus) de cette boisson qu'est le vin. Mais trêve de mots, vous en avez suffisamment lu pour vous rendre compte de l'âge, du caractère séculaire de la vigne, et comprendre qu'il semble bien qu'il soit tout à fait impossible de déterminer son origine avec justesse.

Une bonne partie des héros égyptiens, grecs et romains furent d'abord des hommes et des femmes, de chair et d'os, qui vécurent à l'époque qui précéda le déluge.

Ainsi en témoigne la Genèse: « *Les géants étaient sur la terre en ces temps-là... ce sont ces héros qui furent fameux dans l'Antiquité.* » L'humanité connut ainsi Osiris, Dionysos et Bacchus, déifiés par les Égyptiens, les Grecs et les Romains. Détentrice du secret de la vinification chez les uns, dieu de la vigne et du vin ou dieu du vin, de l'ivresse et de la fornication chez les autres, ces déités devinrent, selon le *Dictionnaire de la mythologie grecque et romaine* (Paris, Larousse, 1985), « *des symboles de la puissance enivrante de la nature, de la sève qui gonfle les grains de raisins et qui est la vie même de la végétation* ».

À son époque, l'Égypte fut une des grandes consommatrices de vin: pharaons et gens du peuple le vénéraient presque, chacun à sa façon, et le vin devint rapidement un baume tant spirituel que matériel, exerçant son action sur les plans physique et psychique. Mais, à cette époque où le vin était précieux, il devint rapidement le symbole du partage et l'emblème de la fraternité (ce qu'il est toujours, d'ailleurs).

Oui, le vin était précieux. Car, pendant des centaines d'années, il fut le seul antiseptique connu dans le monde entier. Il était – des milliers d'années et d'anecdotes en témoignent – un baume fameux tant pour les corps que pour les cœurs blessés. À cette lointaine époque, le vin était utilisé aussi bien pour assainir l'eau que pour désinfecter une plaie ou pour servir d'anesthésiant pour l'amputation d'un membre. En fait, ce n'est qu'au moment de la révolution de la pharmacopée et de la biologie/biochimie moderne que le vin commença à perdre, peu à peu, du pouvoir qu'on lui attribuait, délaissant lentement mais sûrement sa réputation de panacée.

Dès lors qu'on put lui attribuer avec certitude les effets euphorisants ressentis après sa consommation, il devint un liquide non seulement recherché, mais également précieux, qui acquit rapidement une grande valeur marchande. Égyptiens, Grecs, Romains et Gaulois n'hésitaient pas à troquer, contre une amphore de vin, qui des esclaves, qui des métaux précieux. À un certain moment, pour éviter les tentations d'enivrement, d'abus et autres dérapages, nos aïeuls n'hésitèrent pas à réglementer la consommation du vin (d'usage thérapeutique) en recommandant qu'il soit administré après avoir été mis un long moment à tiédir, ce qui, incontestablement, réduisait notablement sa teneur en alcool.

D'une civilisation à une autre, le jus fermenté acquit le statut de trésor, dans le sens d'un des aliments les plus appréciables, salutaires et utiles de la terre. Il fut si précieux aux Grecs et aux Romains que ceux-ci réclamèrent, à grands renforts de prières et de suppliques, un temple où ils pourraient prier et implorer les faveurs de leur dieu vinicole Asclépios chez les Grecs, et Esculape chez les Romains.

Le principe de ces temples était assez simple. Les personnes souffrant d'une affection que nul médecin ni médicament ne pouvaient guérir se présentaient au temple (avec une offrande comme des gâteaux et des fruits) et attendaient leur tour d'être appelées. Quand ce privilège leur était accordé (c'était un privilège tant les files d'attente étaient longues), elles étaient conviées à dormir à l'intérieur de ce lieu réputé magique. Elles y passaient le nombre de nuits nécessaires, c'est-à-dire jusqu'à ce qu'elles reçoivent, en rêve, le diagnostic du dieu pour soigner leur maladie.

Le soir venu, donc, après les ablutions d'usage, les pèlerins recevaient une friction de vin dans le but de réchauffer leur sang et, de façon générale, de les tonifier – mais exception faite de ce massage, les patients demeuraient sobres. Cependant, pour provoquer les rêves prophétiques qui leur permettraient de mettre fin à leurs souffrances, par la réception d'une ordonnance onirique, ils recevaient, avant d'aller dormir, une tasse de vin médicinal dans lequel (on le suppose aujourd'hui) avaient macéré des plantes aux pouvoirs thérapeutiques, certes, mais aussi aux pouvoirs narcotiques et hallucinogènes. Comme le patient surnageait entre rêve et réalité, les prêtres thérapeutes de ces temples en profitaient pour effectuer certaines opérations, allant de l'extraction d'une molaire à l'amputation d'un membre. Le patient, qui se réveillait guéri, criait alors au miracle et s'en allait heureux, même s'il lui manquait une dent, un bras ou une jambe, clamer à qui voulait bien l'entendre (et ils étaient fort nombreux) les prodigieux pouvoirs d'Asclépios ou d'Esculape.

Mais le vin fut aussi, à travers les âges, un baume magique pour venir à bout des douleurs arthritiques et rhumatismales, une boisson tonique, un aliment qui retardait le vieillissement, une potion magique pour soigner tous les maux de la terre et, comme l'affirmait Platon, le philosophe, « *un breuvage destiné à combattre efficacement l'âpreté de la vieillesse* ».

En ce qui concerne les vertus anti-infectieuses du vin, rappelons cette anecdote du bon Samaritain de la Bible, qui mit fin aux souffrances et aux blessures graves et infectées d'un voyageur attaqué par des brigands de grands chemins en appliquant, sur ses plaies, une pommade faite d'huile et de vin.

Beaucoup plus tard, Ambroise Paré (barbier de son métier à qui on refusa le titre de docteur parce que ses communications relatives à la chirurgie étaient rédigées en français plutôt qu'en latin, ce qui, à l'époque, constituait une faute grave et impardonnable), chirurgien du roi Henri II, de François II, de Charles IX et d'Henri III, utilisa le vin à des fins thérapeutiques; nombreux furent les médecins, les thérapeutes et les chirurgiens, de toutes les époques d'avant les antibiotiques et les anti-inflammatoires, à prescrire cette honorable boisson dans des buts strictement médicaux.

PREMIÈRE PARTIE

LE RAISIN

*Vous planterez des vignes
et vous en mangerez les fruits.*

Is 37, 30

Chapitre 1

De la vigne et du raisin

L oin de nous la prétention de retracer l'origine de la vigne et, par conséquent, du raisin, puisque, dans cette mondiale entreprise, même les plus grands spécialistes internationaux, qu'il s'agisse de viticulteurs, de scientifiques, d'archéologues ou d'autres chercheurs, tous ont échoué. Ce que l'on sait, c'est que la vigne (appelée *vitis vinifera*), de la famille des ampélidacées, pousse depuis des temps immémoriaux et qu'elle produit des baies (les raisins); lorsque le jus de ses baies est fermenté, il produit à son tour une divine boisson qui fut, pendant des siècles, l'unique antiseptique universel et qui est, depuis au moins autant de siècles, le compagnon des cœurs esseulés ou brisés. C'est aussi l'invité d'honneur des réunions d'amis, de famille, de travail et, parfois à l'insu des *patients* eux-mêmes, un remarquable thérapeute et médecin.

La vigne est une plante ligneuse, un arbrisseau sarmenteux, avec une tige longue, flexible et grimpante; le tronc de cet arbrisseau, qui est, somme toute, une liane, peut atteindre 39 po (1 m) de diamètre à sa base. De ce tronc jaillissent des sarments (des rameaux) dont la longueur atteint parfois 75 pi (23 m).

La vigne mérite sans aucun doute son surnom de plante nourricière, puisqu'un même pied de vigne peut vivre et produire des raisins (en terre adéquate) jusqu'à l'âge vénérable de 75 ans! C'est sur les tiges grimpantes de la vigne que se développent les vrilles et les feuilles, si riches en tanin, dont le dessous (rougeâtres en raison de la présence des anthocyanes) est velu. La floraison a généralement lieu en juin et la récolte se fait à l'automne, lorsque les petites fleurs vertes et très odorantes se sont métamorphosées en de merveilleuses et délicieuses grappes de raisin.

Le raisin, fruit de la vigne, est une baie, communément appelée un *grain*, et qui pousse en grappes serrées. Il en existe près de 2000 variétés, et de notables différences les distinguent: leur couleur, leur taille, leur saveur, leur acidité ainsi que leur teneur en vitamines, en minéraux et en agents curatifs actifs.

Rond ou ovoïde, vert (en Europe, on dira *blanc*), jaunâtre, rouge ou bleu presque noir, le raisin, selon sa variété, son origine, son cru, sa composition, sera plus ou moins juteux, plus ou moins charnu, plus ou moins sucré et contiendra peu ou pas de pépins.

Parmi les variétés européennes les plus connues, nous trouvons le Cardinal et le Tonkay (rouge), le Ribier (noir), le Muscat (noir ou vert) et le Chasselas (vert); en Amérique du Nord, ce sont le Concorde (bleu), le Thompson sans pépins (vert), le Niagara (vert) et le Delaware (rouge). Les variétés de raisins de table les plus connus sont le Muscat, le Pineau, le Riesling, le Cardinal et le Thompson.

La vigne et tous ses produits (rafles, feuilles, baies [pellicule, pulpe, pépins]) sont très utilisés en médecine et en diététique.

Par exemple, les feuilles sont employées en infusion et en décoction dans divers remèdes, et en cuisine. Les baies (les raisins, les grains) sont divisées en plusieurs constituants : la pellicule (la peau, la pelure), la pulpe (la chair), les pépins (la semence). Chacun de ces constituants, quand le raisin n'est pas mis sur le marché à l'état naturel, est à son tour transformé.

Du raisin entier (avec ou sans les pépins, c'est selon), on extrait du jus qui est commercialisé tantôt pur, tantôt en punch aux fruits ou autres boissons non alcoolisées. Le jus de raisin est toujours incolore; ce qui donne la couleur aux liquides qu'on en tire, ce sont les anthocyanes contenues sous la pellicule des raisins, des verts comme des rouges, des bleus ou des noirs.

De ses pépins, on exprime la fameuse huile de pépins de raisin, reconnue comme thérapeutique. Si le raisin est cueilli, égrappé et foulé avant sa pleine maturation, on obtient un liquide appelé verjus qui a quelques propriétés curatives. Quand le raisin est récolté à point, il passe au foulage (manuel ou mécanique), opération consistant à briser la pellicule du raisin afin d'en extraire la pulpe et le jus, à séparer la partie solide de la partie liquide. Ce liquide, le suc ou le moût, est destiné à la fermentation pour être transformé, par l'effet des levures et autres agents, en boissons alcoolisées (comme le cognac et l'armagnac), mais plus particulièrement en vin (rouge, blanc, rosé).

La pellicule du raisin renferme des terpènes (substances responsables du goût et de l'arôme du raisin et du vin) et des polyphénols (des médicaments naturels à l'action très puissante et contenus dans de nombreux aliments) dont font partie les tanins dérivés de l'acide tannique et responsables de tant de bienfaits sur la santé. La pellicule du raisin renferme également d'autres dérivés comme, entre autres, de l'acide ascorbique, de l'acide chlorogénique, de l'acide gallique et de la vanilline.

Enfin, après le foulage, demeurent la rafle, les pépins et la pellicule; de ces résidus, on tire, entre autres, le marc, une eau-de-vie obtenue par distillation.

★ ★ ★

Les conditions idéales pour la culture de la vigne sont atteintes dans les climats tempérés, car la vigne est aussi réfractaire aux grands froids qu'aux grandes chaleurs. Il semblerait que le sol dans lequel la vigne est cultivée soit moins important que le sous-sol dont elle se nourrit, car ce sont les sous-sols qui donnent en bonne partie, selon leur nature (grès, silice, granit, etc.), la personnalité d'un cépage, le goût de son raisin et, par conséquent, de son vin. Vous trouverez, au fil des pages de ce livre, les propriétés particulières à chacune des composantes de la vigne et de ses fruits.

Bref, vous l'aurez constaté, rien, de la vigne, ne se perd et, à partir d'elle, la santé et le bien-être se créent !

Chapitre 2

Nutritif et délicieux !

Mais quelle est donc la valeur nutritive du raisin ? Un coup d'œil sur le tableau ci-dessous
vous permettra de voir ce qu'il contient vraiment.

eau	de 80 à 82 g
calories	de 63 à 70
protides	0,06 g
lipides	de 0,3 à 0,6 g
glucides	de 16,2 à 17 g
vitamine A	0,03 mg
vitamine C	4,4 mg
calcium	18 mg
fer	0,51 mg
magnésium	9,1 mg
manganèse	0,06 mg
potassium	192 mg
sodium	1,9 mg
	par 100 g

En outre, les raisins contiennent des sucres comme le glucose et le fructose, des minéraux comme le chlore, le cuivre, l'iode, le phosphore, la silice, le soufre et le zinc. Il contient aussi, à l'état de traces, de l'arsenic. Enfin, il contient de la vitamine A, diverses vitamines du groupe B, des vitamines C, P et PP. (Les personnes souffrant de diabète ou d'autres maladies relatives à une difficulté d'assimilation du sucre dans le sang ne devraient pas consommer de raisins, car ils sont très riches en sucre.)

Il existe d'autres informations qu'il est important de bien connaître, sur le plan de l'achat et de la consommation, lorsque vient le moment de choisir ses grappes. Le raisin nous est offert sous deux formes : frais et sec.

Lorsqu'on les achète frais, il faut choisir des raisins de belle couleur et de belle forme, en évitant ceux qui sont fendus, abîmés, tâchés ou dont la rafle présente des taches de moisissures. Ils doivent être lisses, non ridés et non collants.

En raison des nombreux produits chimiques dont ils sont arrosés lorsqu'ils sont cultivés, il est important de bien laver les raisins à l'eau courante avant de les consommer. En outre, il faut éviter de *jouer* avec les raisins en les retirant un à un de la tige, car cela provoque sa déshydratation et, par conséquent, les raisins qui demeurent rattachés à la tige deviennent ridés, mous, collants, bref, immangeables. Il faut donc détacher les raisins par petites grappes.

Il est aussi préférable de conserver les raisins frais au réfrigérateur, car ils sont très périssables et, à la température ambiante, ils fermentent rapidement, se rident, perdent leur jus et dépérissent. Au réfrigérateur, ils se conserveront plusieurs jours. Solange Monette, dans son ouvrage *Dictionnaire encyclopédique des aliments*, écrit que pour prolonger la durée de conservation des raisins frais, il suffit de les suspendre au plafond d'une pièce où la température est de 0 °C et l'humidité entre 85 et 90 %.

Les raisins ne supportent pas la congélation, mais ils s'apprêtent de mille et une façons et se conservent bien (en plus d'être tout à fait délectables) macérés dans l'alcool.

Les raisins secs ne sont rien d'autre que des raisins (le plus souvent des raisins de table) frais, épépinés et déshydratés. Ils sont extrêmement nourrissants, énergétiques (parce que très sucrés) et très caloriques. Les variétés les plus connues sont probablement le raisin Sultana et le raisin Thompson. Quant au petit raisin de Corinthe, noir, il est issu d'une variété de raisins miniatures qu'on dit *raisins à champagne* et qui servent (lorsqu'ils sont frais) à décorer des plateaux de fruits, de légumes ou de hors-d'œuvre, des boissons (comme des verres de vin blanc ou de champagne, d'où leur nom) et des desserts.

L'utilisation la plus commune du raisin est sous sa forme naturelle ou déshydratée. Voici ce qu'on peut en faire.

- Le cuire, l'inclure dans des farces à volailles, l'incorporer dans les salades de fruits, de légumes, sur les tartes aux fruits et le gâteau au fromage.

- En faire des confitures, des gelées, l'inclure dans le ketchup maison et, bien entendu, lorsqu'il est frais, en extraire un jus extrêmement thérapeutique.

- L'offrir à l'occasion de dégustations de vins et fromages ou avec la fondue au chocolat.

- Apprêté de différentes façons, le raisin accompagne très bien les viandes rouges, le gibier et la volaille.

- Les raisins secs se consomment tels quels, comme collation. Certains sont vendus dans de petites boîtes individuelles; les enfants les apprécient habituellement dans la boîte à lunch ou en grignotent en écoutant la télévision.

- Les raisins secs peuvent également être incorporés dans les biscuits, les galettes santé, les céréales maison, les brioches, le gruau, les muffins, le gâteau aux fruits, les pains, les tartes, le pudding.

- Les raisins secs sont aussi délicieux avec le couscous royal, dans les salades de fruits ou de légumes et dans les farces à volailles.

* * *

Voici maintenant quelques mots sur cette merveilleuse huile extraite des pépins de raisin.

Nutritif et délicieux!

Bien que l'intérêt scientifique et médical qu'on lui porte semble être relativement récent (une cinquantaine d'années), son extraction, elle, remonte à plus de deux cents ans.

Ce n'est cependant qu'aujourd'hui qu'on découvre que cette huile est très riche en acides gras polyinsaturés (des acides gras essentiels pour les cellules du corps) et en vitamine E, et qu'elle contient un agent de la famille des bioflavonoïdes (le proantho-cyanidin), qui favorise et facilite l'assimilation de la vitamine C, un procyanidol, de l'acide linoléique en grande quantité et de nombreux autres agents curatifs.

Voici d'ailleurs la composition chimique, en acides gras, de cette huile :	
• acide linoléique	58 à 78 %
• acide oléique	12 à 28 %
• acide palmitique	5 à 11 %
• acide stéarique	3 à 6 %

L'huile de pépins de raisin contient également de 0,8 à 1,5 % d'insaponifiables riches en phénols (tocophérols) et en stéroïdes (campestérol, bêta-sitostérol, stigmastérol).

Enfin, cette huile possède un pouvoir de restauration, de régénération qui permet la réorganisation et la restructuration des cellules. Elle est particulièrement efficace dans la régénération des cellules de l'épiderme. À cet égard, elle est largement utilisée dans la fabrication de produits de soins pour le corps : savons, crèmes, shampoings, etc. En outre, elle est réputée pour son action anti-inflammatoire, et on la recommande aux personnes qui souffrent d'arthrite, de goutte et de rhumatismes. Elle est également efficace dans la lutte contre le cancer et favorise la circulation sanguine. Elle est très bénéfique pour les personnes qui souffrent de fragilité capillaire et qui ont tendance à se faire des bleus (ecchymoses) au moindre petit choc.

Douce et inodore, elle est parfaitement insipide. Par conséquent, c'est dans la cuisson des aliments que l'on préconise son utilisation. Il semblerait que même une cuisson prolongée de trois ou quatre heures ne lui enlève aucune de ses vertus thérapeutiques et ne lui confère aucune toxicité à la condition, toutefois, que l'huile n'atteigne jamais le point de fumée.

Sur le plan médical, l'huile de pépins de raisin semble, lentement mais sûrement, acquérir ses lettres de noblesse en ce que sa consommation permettrait d'abaisser et de rééquilibrer le taux de cholestérol sanguin ; elle serait utile pour lutter contre l'hyperlipidémie (en diminuant le mauvais cholestérol [basse densité] dans le sang tout en augmentant le bon cholestérol [haute densité]). À cet égard, de nombreuses études et recherches sont arrivées à des conclusions extrêmement significatives. En outre, l'huile de pépins de raisin accorderait une meilleure santé aux personnes qui souffrent de maladies cardiovasculaires. Associée à la vitamine C, cette huile exercerait une puissante action contre les radicaux libres, prévenant ainsi l'apparition de cellules cancéreuses.

Chapitre 3

Les vertus thérapeutiques du raisin

L es raisins frais et les raisins secs ont sensiblement les mêmes propriétés et sont indiqués
pour les mêmes affections. Les raisins secs, toutefois, sont particulièrement efficaces dans le traitement de l'obésité et de l'embonpoint. À moins d'en
faire une cure exclusive, ils ne sont pas conseillés
à cause de leur haute teneur en sucre.

On attribue au raisin les propriétés suivantes :

- amaigrissant (frais)
- antiacide
- anticarcinogène
- anticariogène
- anti-infectieux
- antiviral
- calmant

- cholagogue
- décongestionnant hépatique
- dépuratif
- désintoxiquant
- digestif
- diurétique
- draineur hépatique et rénal
- énergétique (cet effet est quasiment instantané avec les raisins secs)
- fonction cardiaque (très favorable à...)
- hypotensif
- laxatif
- nettoyeur dentaire (frais)
- nutritif
- purificateur hépatique
- rafraîchissant
- rajeunissant cutané
- régénérateur cutané
- reminéralisant
- restaurateur de la force musculaire
- stimulant
- tonique

Les vertus thérapeutiques du raisin

En conséquence, on s'astreindra à la cure au raisin, telle que présentée dans le chapitre suivant, ou l'on consommera assidûment du raisin si l'on veut combattre l'un des malaises ou des problèmes suivants :

- affections pulmonaires
- affections rénales
- amertume
- anémie
- arthrite
- asthénie
- cancer
- caries dentaires (prévention)
- colite
- constipation
- convalescence
- déminéralisation
- déprime et dépression
- digestion difficile
- diminution de l'acuité visuelle
- dyspepsie
- embonpoint
- excès d'azote dans le sang
- faiblesse (chronique ou passagère)
- fatigue générale (physique et psychologique)

- goutte
- hémorroïdes
- hépatisme
- hypertension artérielle
- hyperviscosité sanguine
- intoxication alimentaire
- lithiase
- obésité
- perte d'énergie
- pierres aux reins
- problèmes de peau
- problèmes osseux
- pyélonéphrite
- rétention d'eau
- rhumatismes
- stress
- surmenage
- teint brouillé
- troubles digestifs et hépatiques
- varices

Voici quelques remèdes maison dont l'efficacité est reconnue par tous ceux et toutes celles qui les ont essayés.

CATAPLASME

- Un cataplasme fait de raisins frais est excellent pour lutter contre les affections qui se soignent par voie externe comme les hémorroïdes, les problèmes de peau, les varices, etc.

COMPRESSE

- Diluez du jus de raisin pur avec un peu d'eau et utilisez comme compresse sur les blessures, les ecchymoses ou les enflures dues à un coup.

CURE DE DEUX JOURS

- Une cure de raisin (deux jours) est conseillée pour prévenir ou pour guérir l'une ou l'autre des affections mentionnées précédemment. Il ne faut consommer que des raisins, frais ou secs, ou du jus de raisin, de 2 à 4 lb (1 à 2 kg) par jour. Cette cure est particulièrement conseillée pour les personnes qui désirent perdre du poids.

CURE FACILE

- Trois verres de jus de raisin par jour, pendant une semaine, a sensiblement le même effet que la cure intensive, sauf que le résultat se fera sentir un peu plus lentement.

ÉNERGÉTIQUE

- À l'instar des épinards, des pommes, des oranges et du citron, les raisins contiennent beaucoup de vitamine C, vitamine de l'énergie, de la vigueur, du dynamisme et de la force. Une poignée de raisins secs fournit au corps une énergie presque instantanément.

INFUSION

- Dans 4 tasses (1 l) d'eau bouillante, faites infuser, pendant une quinzaine de minutes, une bonne poignée de feuilles de vigne. Filtrez et buvez 1 tasse (250 ml) de cette infusion, quatre fois par jour, pour mettre fin à la fragilité capillaire, cette affection dérangeante qui provoque des ecchymoses au moindre choc sur la peau.

- Une infusion de feuilles de vigne, prise tous les jours, lutte efficacement contre la diarrhée, la rétention d'urine et les troubles liés à la ménopause, et augmente la résistance des capillaires.

JUS THÉRAPEUTIQUE

- Vous pouvez utiliser du jus de raisin pour nettoyer les oreilles et la bouche en cas d'otite ou d'ulcères buccaux; par ailleurs, en cas d'infection de la gorge, il est conseillé de vous gargariser, trois fois par jour, avec du jus de raisin.

LAXATIF

- Tout comme les pruneaux, les raisins sont un aliment de choix quand il est question de régulariser les fonctions intestinales. Dans 4 tasses (1 l) de vin rouge, faites macérer, pendant huit jours, les zestes râpés d'une orange et d'un citron ainsi que 1 tasse (250 ml) de raisins secs. Au bout de huit jours, filtrez, versez dans une bouteille qui ferme hermétiquement et conservez au frais. Prenez 2 c. à soupe (30 ml) de ce vin, absolument délicieux, 15 minutes avant le repas du midi, et deux autres, 15 minutes avant le repas du soir.

LOTION ASTRINGENTE

- Le jus de raisin pur fait une excellente et efficace lotion astringente pour les peaux fatiguées. Il suffit de frictionner doucement la peau du visage à l'aide d'une ouate et de laisser sécher une dizaine de minutes, puis de rincer à l'eau tiède additionnée d'une pincée de bicarbonate de sodium ou de jus de citron.

Chapitre 4

La cure de raisins

G râce au pouvoir régénérateur du raisin, de nombreux naturopathes recommandent la cure de raisins. Ce type de cure sous-entend une consommation exclusive de raisins (frais, secs ou en jus) pendant une période plus ou moins longue, selon, bien entendu, l'affection à soigner.

On accorde de nombreuses vertus à cette cure. On la dit efficace pour :

- avoir un effet diurétique et laxatif ;

- éliminer l'acidité urique ;

- provoquer l'hypersécrétion biliaire et urinaire ;

- purifier le sang ;

- préparer efficacement les personnes qui doivent subir une opération ;

- redonner de l'énergie aux convalescents.

On la suit aussi pour soulager les douleurs dues à l'arthrite, pour mettre fin à un état de constipation chronique, pour soigner les problèmes de peau, pour apaiser ou pour guérir les hémorroïdes, pour soulager les affections pulmonaires, celles de la trachée, du foie, des intestins, etc.

Elle servirait également à guérir les tumeurs, les ulcères, les abcès, les kystes, les fibromes et autres masses ou excroissances qui se forment, çà et là, dans l'organisme ou sur la peau (il semble bien que ces masses fondent sous l'effet des puissants agents du raisin). Enfin, son effet le plus spectaculaire serait, sans contredit, son efficacité à combattre de nombreux types de cancer. Mais faut-il y croire ?

Johanna Brandt, désormais célèbre pour sa victoire contre le cancer grâce à des cures de raisins, note, preuves à l'appui, que certains types de cancer, s'ils sont soignés à temps, peuvent disparaître complètement, sans laisser aucune trace, si le patient se prête à une ou à plusieurs cures de raisins. Miraculeux ? Non ! Il semblerait que les sels de potasse contenus dans les raisins soient en grande partie (avec, bien entendu, les autres agents actifs de ce fruit) responsables de la guérison des gens atteints du cancer, car on a remarqué, chez la grande majorité de ces derniers, une carence importante en potasse et celui-ci est indispensable à l'équilibre de l'organisme. On trouve 1 g de potasse par litre de jus de raisin.

Bien sûr, la cure de raisins est quelquefois pratiquée par des gens en excellente santé et qui désirent le demeurer mais, généralement, la première cure de raisins est entreprise quand une personne est aux prises avec une affection ou une maladie contre laquelle la médecine traditionnelle ne peut rien, sauf, peut-être, la prescription de remèdes chimiques à l'effet fort passager et superficiel.

Le but d'une cure, quelle qu'elle soit (aux raisins, aux agrumes ou à autre chose) est d'éliminer les toxines et les déchets accumulés dans l'organisme, lesquels empoisonnent, d'une façon plus ou moins dérangeante et plus ou moins apparente, le corps et souvent même l'esprit.

Dès qu'une cure est amorcée, certains symptômes ne manquent pas de se manifester : éruptions cutanées, constipation ou diarrhée, maux de tête et migraines, angoisses, nausées, étourdissements, fièvre, sueurs abondantes, impatience, maux de ventre, difficultés de digestion, etc.

Tous ces symptômes devraient être accueillis avec joie et bonheur, car ils sont le signe évident que le corps est en train de faire du ménage, de s'autonettoyer, de se purifier, d'assainir les organes en les débarrassant de tous les poisons qui s'y sont accumulés et agglutinés pendant des années de négligence, de malnutrition, de consommation exagérée de tabac, d'alcools ou de drogues, etc. Une cure, c'est une activité de purge, d'épuration, destinée, en quelque sorte, à permettre à celui ou à celle qui l'entreprend de repartir en neuf, avec un véhicule désinfecté, presque stérilisé.

Si les aliments de cure sont importants, l'attitude mentale du curiste l'est tout autant, sinon plus. N'importe qui peut entreprendre une cure ; seuls les plus persévérants et les plus décidés la mèneront à terme. C'est que ses effets se font sentir tant sur les plans physique que psychologique, et ceux-ci ne sont pas toujours de tout repos. Il faut être véritablement déterminé pour faire une cure (surtout quand elle est de longue durée), surtout si vous êtes un parent ou un conjoint et que vous devez préparer ou assister aux repas des autres membres de la maisonnée. Les tentations de tout abandonner en cours de route sont nombreuses : les étalages des épiceries, les publicités à la télévision, les magazines pleins de photos de mets plus succulents les uns que les autres, les invitations des amis, les arômes des repas qui se cuisinent chez vous, les douleurs physiques occasionnées par le jeûne, le sentiment d'être en état de privation, l'impression (surtout au début de la cure) que le remède est pire que le mal, une volonté qui flanche, l'absence d'encouragements des membres de l'entourage, les commentaires (incontournables) de ceux qui ne comprennent pas le processus curatif d'une cure et qui n'auront de cesse que lorsqu'ils vous auront vu avaler un bon gros spaghetti, sauce à la viande, et pain baguette à l'ail !

Ceci dit, si vous décidez, malgré tout, de commencer une cure exclusive de raisins, si vous vous en sentez la force et le courage en pensant à tous les bienfaits dont vous allez bénéficier au terme de celle-ci, alors lisez ce qui suit.

* * *

Que se passe-t-il lorsqu'on entreprend une cure*?

Les raisins frais (et, par conséquent, leur jus) sont des aliments de haute qualité nutritive. En eux sont intacts tous les enzymes; les acides aminés sont à leur meilleur, les minéraux, les vitamines, les hydrates de carbone, les oligoéléments et la force de vie sont présents. Cette force de vie est capable de reproduire des tissus sains. Lorsque ce qui pénètre dans le corps est de meilleure qualité que les tissus qui le composent, ce corps commence à se débarrasser des matériaux et des tissus de qualité inférieure afin de faire place aux nouveaux matériaux qui seront utilisés pour bâtir de nouveaux tissus sains.

Que sont les symptômes ou les signes qui apparaissent lorsqu'on commence à omettre des aliments de qualité inférieure pour les remplacer par des aliments vivants? Qu'arrive-t-il lorsqu'on arrête l'usage de stimulants toxiques comme le café, le thé ou le chocolat? Des maux de tête et une baisse d'énergie. C'est que le corps se débarrasse des toxines appelées caféine et théobromine. Celles-ci sont enlevées des tissus et transportées par le flot sanguin au cours de son circuit. Avant que ces agents irritants nocifs atteignent leur destination finale pour être éliminés, ils enregistrent dans notre conscience diverses douleurs, par exemple les maux de tête. Ces symptômes disparaissent

---

*   Une partie du texte qui suit est extrait d'un document intitulé *Connaissance-santé : la régénération.*

généralement en trois jours, et l'on se sent plus fort après parce que le système peut alors récupérer.

La personne qui change son alimentation tient le coup de trois à sept jours, puis abandonne en disant : « *Oh! je me sentais mieux avant, je me sens plus faible avec la nouvelle alimentation!* » C'est qu'elle n'a pas donné à son corps la chance de s'ajuster et de compléter la première phase, celle de la récupération. Si elle avait persisté juste un peu plus longtemps, elle aurait commencé à se sentir mieux qu'auparavant.

Quand on décide d'inclure de grosses quantités d'agrumes et de jus d'agrume à son alimentation en éliminant par le fait même les boissons comme les punchs aux fruits, le café, le thé, l'alcool, le chocolat chaud, les boissons gazeuses, etc., le corps réagit.

Pendant la phase initiale d'une cure (variant de dix jours à plusieurs semaines, selon le cas), les énergies vitales qui sont généralement utilisées par la partie superficielle du corps, tels les muscles et la peau, se déplacent vers les organes internes, et commence la reconstruction. Le changement de focus produit une sensation de moins d'énergie dans les muscles et le cerveau l'interprète comme un signe de faiblesse. En fait, le pouvoir est accru, mais il est utilisé en grande partie pour reconstruire les organes importants et seul le peu qui reste est disponible pour l'activité musculaire. Toute faiblesse ressentie n'est pas une vraie faiblesse. Ce n'est qu'une réallocation des énergies à la section des organes internes.

Il est donc très important, quand on entreprend une cure de jus d'agrume (que l'on ne consomme que des jus ou pas), de conserver ses énergies, de se reposer et de dormir davantage. C'est une étape cruciale ; si on utilise des stimulants, le processus régénérateur du corps avortera.

Il faut avoir la patience et attendre que le processus fasse son travail afin d'avoir plus d'énergie et de vitalité après. Le succès de la prise en charge de votre corps dépend de la prise de conscience de ce point essentiel : acceptez que votre corps utilise ses principales énergies à faire de la reconstruction interne et, pendant ce temps, vous ne devez pas dépenser inutilement vos énergies en travail externe qui implique des efforts musculaires.

Soyez sage. Prenez le temps de vous reposer. Jusqu'à ce que vous soyez *sorti du bois*, n'entreprenez rien de neuf. Faites juste votre travail et respectez vos obligations sociales. Le reste du temps, reposez-vous !

Pendant la première phase d'une cure santé (catabolisme), l'accent est mis sur l'élimination. Le corps commence son grand ménage et cherche à se débarrasser de tous les déchets accumulés dans les tissus. Ils sont éliminés plus rapidement que les nouveaux sont construits. Pendant cette période, le corps enlève les vieilles cendres de la fournaise afin d'obtenir un meilleur feu. Il est possible, au cours de cette période, de perdre du poids, mais ce sont des déchets et des toxines.

Au cours de cette phase, le poids se stabilise. Pendant cette période, la quantité de déchets éliminés quotidiennement est égale à la quantité de nouveaux tissus créés à partir des aliments complets. Puis, durant la troisième phase (anabolisme), le corps requiert moins de nourriture et « performe » plus efficacement.

* * *

Revenons maintenant aux symptômes qui apparaissent lorsqu'on entreprend une cure de régénération. Les personnes ayant eu tendance à faire des éruptions cutanées dans le passé verront leur corps utiliser la porte de la peau pour l'élimination des poisons et des médicaments ; mais si vous allez chez un médecin, qui n'est pas familiarisé avec cet aspect de la cure, il diagnostiquera certainement une allergie. Mais, direz-vous : « *J'ai amélioré mon alimentation ; je me nourris convenablement, je ne consomme que de bonnes choses pour la santé, comment se fait-il que mon état empire ?* »

Il faut comprendre que le corps est en réaction. La peau reprend vie et, par conséquent, est plus active ; elle peut rejeter davantage de poisons et plus rapidement maintenant que le corps a plus de pouvoir.

L'élimination de ces toxines vous épargne bien des malheurs et des désordres très sérieux, par exemple des maladies du sang, des désordres cardiaques, de l'arthrite, etc. Réjouissez-vous ! Vous payez une petite facture aujourd'hui au lieu d'une très grosse facture plus tard. Accueillez avec joie les grippes ou les fièvres qui accompagnent parfois le début d'une cure. C'est le moyen naturel du corps de faire du ménage. Il faut comprendre que ce sont des actions constructives même si elles vous paraissent déplaisantes au moment où elles se manifestent. Il ne faut surtout pas arrêter ces malaises momentanés par l'usage de médicaments, car ils font partie du processus de guérison. N'essayez pas de *guérir la guérison*!

Ce ne sont pas des conditions de déficience ou des manifestations allergiques, pas si vous êtes à améliorer votre alimentation et votre style de vie. Si vos abus d'autrefois étaient légers, vos réactions seront légères; mais si vous avez vraiment abusé et que vous êtes vraiment empoisonné, il est possible que les réactions de nettoyage, provoquées par une cure, soient un peu plus accentuées surtout si le foie, les reins ou les intestins ont été endommagés. Les symptômes varient en fonction des substances éliminées, en fonction de la condition des organes impliqués dans cette élimination et de la quantité d'énergie que vous avez de disponible. Les mots d'ordre sont : repos et sommeil. Ainsi, les malaises inhérents à la « crise de guérison » seront moindres et se termineront plus rapidement.

Soyez heureux d'avoir des réactions. Votre corps est en train de rajeunir et de devenir plus sain au fur et à mesure que vous éliminez les déchets qui, éventuellement, vous auraient causé des maladies et beaucoup de souffrances.

Le corps est de nature cyclique et la santé revient par une série de cycles graduels. Par exemple, vous absorbez des aliments entiers et synergiques et vous vous sentez mieux pendant quelque temps, puis un symptôme de crise de guérison apparaît. Vous pouvez avoir des nausées pendant une journée, puis la diarrhée avec une élimination malodorante. Le lendemain, c'est fini et tout va bien pendant quelque temps. Tout à coup, c'est la grippe avec des frissons, puis une perte d'appétit. Deux ou trois jours plus tard (en tenant pour acquis que vous n'avez pris aucun médicament), vous vous sentez mieux que vous ne l'avez été depuis des années. Puis, imaginons que le bien-être continue pendant deux mois et, soudain, vous développez une éruption cutanée (et vous ne faites rien contre); elle apparaît, devient plus sévère et se poursuit pendant dix jours, puis elle disparaît. Immédiatement, vous découvrez que votre énergie a augmenté.

C'est ainsi que la régénération se produit. On se sent mieux, une réaction apparaît, on ne se sent pas très bien pour quelques jours; une récupération, puis tout va bien quelque temps, une autre réaction (plus légère que la dernière), une récupération, une amélioration de l'énergie, et ainsi de suite. Chaque réaction est plus légère que la précédente au fur et à mesure que le corps se purifie. Elle est de durée de plus en plus courte, suivie par des périodes de bien-être de plus en plus longues jusqu'à ce que vous atteigniez le plateau de la santé radieuse.

La première loi à laquelle il faut obéir est celle de la nature. Vous devez apprendre à manger simplement des aliments purs, naturels et synergiques, bien préparés et bien combinés et, en retour, votre corps saura se débarrasser du mauvais que vous avez absorbé pendant votre vie.

Il est bien entendu que la cure de raisins doit se faire avec des raisins frais et de bonne qualité. Soyez sélectif et scrupuleux dans votre choix. Comme le but de la cure est généralement de guérir, il vaut mieux être trop tâtillon que pas assez. C'est, sans aucun doute, le raisin de culture biologique qui personnifie le nec plus ultra des raisins : il n'est pas arrosé de produits chimiques et sa pousse n'est pas outrageusement stimulée par mille et un engrais. Il est naturel et possède plus de vertus que les autres.

Ceci dit, ce raisin est généralement beaucoup plus cher que celui qu'on trouve dans la grande majorité des comptoirs d'épicerie. À moins de traiter une affection très grave (auquel cas le coût n'a plus la même importance), essayez, si vos moyens financiers ne vous permettent pas les raisins de culture biologique, ceux que vous trouverez dans les comptoirs de fruits et de légumes de votre supermarché. S'ils sont frais, d'une belle couleur, croquants et juteux, ils sauront vous rendre d'inestimables services.

La quantité de raisins à consommer, quotidiennement, se situe entre 2 et 11 lb (1 et 5 kg) par jour. Si vous consommez 2 lb de raisins par jour, cela équivaut à un jeûne et a les mêmes effets et conséquences qu'un régime amaigrissant ; le fait de consommer 11 lb (5 kg) correspond aux besoins d'une personne de bonne corpulence ayant à abattre de nombreuses tâches chaque jour et qui ne peut cesser ses activités sous prétexte qu'elle se soigne. Optez pour la quantité qui répondra à vos besoins, qui respectera vos buts et qui ne vous donnera pas constamment la détestable impression d'être affamé. La quantité peut être inégale d'une journée à l'autre, c'est-à-dire fixée selon les besoins du jour et selon les activités prévues.

La cure idéale est la cure exclusive : les raisins sont consommés à l'exclusion de tout autre aliment. Ils peuvent être frais, secs ou en jus, verts, rouges, bleus ou noirs, selon vos préférences. Cependant, si la cure exclusive vous semble trop ardue, vous pouvez ajouter dans votre alimentation quelques autres aliments, de préférence des fruits (des abricots, frais ou secs, des pommes, des agrumes, etc.) et des légumes (des bâtonnets de céleri, des carottes, des oignons, etc.) crus ou cuits (des poireaux, des asperges, des artichauts). Si vous avez absolument besoin de consommer des aliments plus soutenants, privilégiez les poissons.

Toutes les personnes qui ont entrepris une cure de raisins sont transportées de joie, ravies, rayonnantes et, le plus souvent, guéries ; la majorité des médecins qui ont assisté aux mystérieux phénomènes provoqués par cette cure sont stupéfaits, étonnés, perplexes et sceptiques quand ce n'est pas carrément soupçonneux, bien que certains d'entre eux soient tout aussi ravis et enthousiastes que les patients eux-mêmes.

DEUXIÈME PARTIE

LE VIN

Le vin est comme la vie pour l'homme,
si tu le bois avec modération.
Qu'est-ce que la vie pour qui manque de vin ?

LA BIBLE

Chapitre 5

Le vocabulaire du vin

L e domaine de la viticulture et de la vinothéra-
pie est bien particulier. Si tout le monde a, au
moins une fois dans sa vie, porté la coupe à ses
lèvres ou croqué un raisin bien juteux, on ne
connaît pas nécessairement le vocable particulier
utilisé par les véritables œnophiles, ces amateurs de
vin pour qui les mots foulage, marc, moût, suc, etc.,
n'ont plus de secret.

Pour vous aider à mieux naviguer dans la
deuxième partie de ce livre, nous vous offrons, en
bref, un petit glossaire des termes qui y sont le plus
fréquemment utilisés ou qui, à notre avis, requièrent des précisions. Vous pourrez vous y reporter en
cours de lecture.

* **Acide acétique**

Acide volatil présent en faible quantité dans le
vin et que l'on ne doit pas laisser se développer sans

quoi il *piquera* le vin, ce qui aura pour effet d'augmenter son acidité. C'est ce type de vin médiocre que l'on nomme « piquette ». C'est d'ailleurs ainsi, par la libre prolifération des bactéries de l'acide acétique, que l'on obtient du vinaigre.

• Ampélographie

Ce mot tire son origine de la légende suivante. Dionysos, fils de Zeus et dieu (bisexuel) de la vigne, tomba un jour amoureux fou d'Ampélos (beau jeune homme dont le nom grec signifie « vin ») et devint son amant. Leur idylle aurait pu durer longtemps, mais Ampélos, dans la fleur de l'âge, mourut transpercé par les cornes assassines d'un taureau. D'après une ancestrale croyance, les personnes décédées de façon accidentelle ne pouvaient pénétrer dans le Royaume des cieux et devaient demeurer dans le néant... Éplorée, l'âme errante d'Ampélos supplia Dionysos de ne pas l'abandonner à son triste sort. Bon Samaritain, Dionysos transforma son ancienne flamme en pied de vigne.

Et c'est en l'honneur de cette malheureuse histoire d'amour que l'on baptisa « ampélographie » l'étude scientifique de la vigne. Cette science, essentiellement descriptive, étudie et répertorie les différentes variétés de cépages.

• Cep

Pied de vigne de plus d'un an.

- **Cépage**

Plant de vigne cultivé que l'on désigne par sa variété : cabernet, sauvignon, etc.

- **Chaptalisation**

Ce terme vient du nom de son instigateur, Chaptal, un chimiste qui mit au point un procédé destiné à augmenter, avant la fermentation, la teneur en sucre (et, par conséquent, en alcool) d'un raisin qui, tributaire des conditions climatiques parfois si instables et capricieuses, n'aurait pas atteint sa pleine maturité.

- **Cuvaison**

Procédé par lequel on fait fermenter, dans des cuves (tantôt ouvertes, tantôt fermées, tantôt cylindriques ou cubiques, intérieures ou extérieures) le moût du raisin en le faisant macérer avec les composantes solides des fruits : les pellicules et les pépins. La durée de cuvaison (de quelques jours à quelques semaines) et les matériaux de ces logements de fermentation (le chêne, l'acier, le béton) dépendent du vin que l'on cherche à obtenir.

- **Fermentation**

Il existe deux types de fermentation.

1. La *fermentation alcoolique* est le processus durant lequel les enzymes dégagés par les levures transforment le jus de raisin (le moût) en

cette délicieuse boisson alcoolisée qu'est le vin. De nombreux facteurs, dont particulièrement l'aération et la température, doivent être constamment vérifiés et contrôlés tout au long de ce processus. Ces sévères contrôles permettent aux levures de se développer adéquatement (et de façon maximale) et de donner naissance à un vin bien équilibré. En cours de route, si cela est nécessaire, le vinificateur peut, en respectant certaines normes strictes, ajouter des minéraux, des matières azotées, des vitamines, etc., pour faire de sa fermentation un succès vinicole.

2. La *fermentation malolactique* (qu'on appelle aussi *désacidification biochimique* ou *rétrogradation de l'acide malique*) se fait après la fermentation alcoolique et consiste à laisser diminuer, de façon naturelle, le taux d'acidité du vin obtenu par fermentation alcoolique. La fermentation malolactique est, en quelque sorte, le premier sommeil du vin, celui qui lui permettra de vieillir en beauté. La plupart des législations en matière de vin autorisent, quand la fermentation malolactique n'est pas suffisante pour désacidifier un vin, la désacidification artificielle obtenue grâce, entre autres, à l'utilisation du tartrate neutre de potassium et du bicarbonate de potassium.

• Foulage

Opération qui consiste à fouler, à briser les raisins, à en faire éclater la peau afin qu'ils libèrent leur jus. Le foulage du raisin n'est pas la technique utilisée pour tous les vins et, quand on la pratique, on le fait avec le plus de finesse et de légèreté possible pour éviter de communiquer au moût un arôme âcre, lourd ou amer, transmis par la pellicule et les pépins écrasés du raisin.

• Levure

Champignon microscopique, unicellulaire, qui produit la fermentation alcoolique des solutions sucrées. Il existe de nombreuses formes de levure. Parmi celles engendrées par la vinification, citons la saccharomyces, la torula, la torulopsis stellata et la hanseniaspora.

• Marc

Résidu des fruits (les raisins, les pommes ou autres) que l'on a pressés et dont on a extrait le jus (lors du processus de vinification) pour la fabrication de boissons alcoolisées. Par la distillation de marc de raisins, distillation généralement prolongée jusqu'à l'obtention d'un liquide très fort en alcool, on obtient de l'eau-de-vie. En Italie et en Californie, on appelle cet alcool *grappa*.

• Moût

Jus de raisin qui vient d'être exprimé et qui n'a pas encore subi la fermentation alcoolique. Le moût peut être obtenu par foulage (les vins rouges) ou par pressurage (les vins blancs). À l'état naturel, il serait diurétique et laxatif (voir à ce sujet le livre de Jean Valnet).

- **Œnologie**

Étude des techniques de fabrication et de conservation des vins et, surtout, science microbiologique. Elle fait l'analyse approfondie de tous les microorganismes qui font du vin ce qu'il est et qu'on appelle les levures.

- **Rafle**

Ensemble du pédoncule et des pédicelles d'une grappe de raisin ou, si vous préférez, cette grappe sans ses fruits. La rafle contient de nombreux polyphénols dont principalement des tanins.

- **Raisiné**

Jus de raisin concentré et pris en gelée. La confiture préparée avec cette gelée se nomme aussi raisiné. C'est un produit réputé pour être très efficace comme laxatif.

- **Sève du printemps (pleurs de la vigne)**

Liquide nutritif tiré du sol par les poils absorbants des racines, élaboré dans les feuilles et qui circule dans les plantes vasculaires.

- **Suc**

Liquide contenu dans certaines structures organiques (et qui fut longtemps considéré comme étant la partie la plus substantielle) et susceptible d'être extrait de celles-ci.

- **Tanin**

Substance provenant, entre autres, de la pellicule et des pépins du raisin et qui entre dans la composition des vins, particulièrement des vins rouges dont il est un des principaux composants. C'est le tanin qui donne au jus fermenté toute sa personnalité et qui, en outre, lui permet de vieillir en beauté. Le tanin est bourré de vertus médicinales : il est, notamment, antiseptique, astringent (qui resserre les tissus), hémostatique (qui peut arrêter une hémorragie) et tonique.

- **Vendange**

Faire les vendanges signifie récolter et transporter les raisins mûrs dans le but d'en faire du vin.

- **Verjus**

Suc acide extrait de certaines espèces de raisin cueillies avant maturité. Le verjus entre dans la préparation de la moutarde de Dijon. À l'état pur, il serait rafraîchissant et conseillé dans les cas d'angine et d'hémoptysie (crachement de sang dû à la rupture des vaisseaux sanguins des bronches). Le verjus était déjà utilisé par Dioscoride comme fébrifuge et pour soigner également les ulcères buccaux.

- **Viniculture**

Ce terme ne se trouve pas dans tous les diction-naires. Alexis Lichine, dans son ouvrage *Encyclo-pédie des vins et des alcools de tous les pays* (Paris, Éditions Robert Laffont), la définit comme suit : « Ensemble des opérations concernant la fabrication et la maturation du vin. Alors que le terme œno-logie se réfère à l'aspect scientifique de la produc-tion des vins et à leur étude, la viniculture en couvre les aspects pratiques. »

- **Vinification**

Procédé par lequel le jus de raisin est transformé en vin. Cette étape se situe juste après les vendanges et jusqu'à la fin de la fermentation alcoolique (c'est-à-dire avant la fermentation malolactique).

Chapitre 6

De vin et de vinification

N os ancêtres affirmaient que la consommation modérée de vin assurait un teint frais et une peau douce et saine à la belle qui portait, quotidiennement, la coupe à ses lèvres. C'est, bien entendu, par une observation avisée et attentive des mœurs *vinesques* des femmes d'autrefois que nos aïeules ont pu tirer une pareille conclusion. Bien que leurs affirmations n'aient aucun fondement scientifique, il n'en demeure pas moins qu'elles sont justes. Aujourd'hui, nous savons que les pépins de raisin, desquels on tire une huile tout à fait exceptionnelle, contiennent des polyphénols, une substance dont l'effet antivieillissement a été scientifiquement démontré.

★ ★ ★

Après les vendanges, on foule les raisins, puis on passe à l'étape de la vinification. Cependant, il faut savoir, dès maintenant, que déjà, à cette étape-ci, les vins et les alcools qui seront fabriqués se distinguent les uns des autres selon leur cépage d'origine, le sol où la vigne fut cultivée, les méthodes de récolte, la couleur du raisin, le choix de la méthode de foulage (avant ou après l'égrappage) ainsi que la durée et la force de celui-ci, car de l'énergie avec laquelle ce suc est extrait dépendent la quantité de polyphénols et de sucre, le taux de tanin et le volume de lie.

Dès que le moût est mis dans des cuves de fermentation, le processus de vinification commence. Pour Émile Peynaud (*Connaissance et travail du vin*, Paris, Éditions Dunod, 1981), conduire la fermentation, c'est « *réaliser les conditions assurant un bon travail des levures et permettant d'obtenir la transformation complète du sucre ; c'est aussi la contrôler en suivant son évolution de façon à intervenir en cas de déviation* ».

* * *

Les profanes se perdent souvent en conjectures quand vient le temps de déterminer les différences entre le vin rouge, le vin blanc, le rosé, le mousseux, le champagne, le xérès, le porto, le marc, etc. Nous allons tenter, de façon très succincte, puisque l'objectif de ce livre n'est pas un cours de viticulture, de vous exposer les différences fondamentales entre ces vins.

De vin et de vinification

On peut, d'ores et déjà, dire que ce qui, en gros, différencie la vinification en rouge de la vinification en blanc, c'est que, dans le premier cas, il y a d'abord égrappage puis macération après foulage du jus de raisin avec les résidus de pulpe, la pellicule du fruit (qui contient de l'anthocyane, cet agent responsable de la couleur) et ses pépins, tandis que dans la vinification en blanc, le raisin n'est ni égrappé (pour ne pas l'abîmer), ni déchiqueté (pour éviter les anthocyanes), ni fortement foulé. Le foulage est plus délicat et ne doit que briser la pellicule du raisin afin de permettre à la pulpe d'exprimer son jus.

À cet égard, les viticulteurs s'inspirent souvent des méthodes de fabrication du champagne, où le raisin n'est pas du tout foulé mais tout simplement pressé, comprimé afin que sa pellicule ne soit que fendue pour permettre à son jus de s'en échapper naturellement et lentement. Plusieurs seront étonnés d'apprendre que tous les jus de raisin, tous les moûts sont, à l'origine, clairs, blancs ou très pâles, et ce, même lorsqu'ils sont exprimés de raisins noirs. Vous n'avez qu'à presser délicatement un raisin noir entre le pouce et l'index pour vous rendre compte que le jus qui s'en écoule est clair.

Quant aux vins rosés, contrairement à la croyance populaire, ils ne sont pas obtenus par un mélange de vin rouge et de vin blanc – quoiqu'il arrive que cela se fasse aussi –, mais plutôt par une méthode d'extraction du moût qui se situe entre celle du rouge (avec macération) et celle du blanc (sans macération). En conséquence, on peut obtenir toute une gamme de couleurs dans les vins rosés, allant du presque rouge ou, au contraire, au presque blanc, selon les cépages utilisés, l'énergie du foulage, la quantité des ingrédients de macération, la durée de celle-ci, etc.

Les vins mousseux sont ceux qui sont embouteillés après qu'on a arrêté la fermentation (en réfrigérant la cuvée), puis mis en bouteille pour qu'ils continuent, scellés, leur fermentation momentanément stoppée.

Les portos, quant à eux, sont des vins auxquels on a ajouté, après un temps déterminé de fermentation (et pour arrêter celle-ci), de l'eau-de-vie et qu'on laisse vieillir plus ou moins longtemps.

Pour obtenir un vin de xérès, on ajoute au moût fermenté de l'alcool, tandis que les eaux-de-vie sont le résultat de la vinification de raisins verts suivie d'une distillation.

Les méthodes de vinification sont très nombreuses et variées. D'innombrables facteurs sont responsables de la qualité ou de la médiocrité d'un vin. Si les soins portés à la vigne sont primordiaux, il faut comprendre que tout, absolument tout, du cep à la coupe sur votre table, porte sa part de responsabilités. Du matériau des paniers de vendanges à la forme des bouteilles destinées à recevoir le vin, en passant par l'hygiène des locaux et des ustensiles utilisés, la maturation et le vieillissement des vins, l'embouteillage et le transport, chaque étape doit être exécutée sous l'œil vigilant des viticulteurs.

Comme vous pouvez le constater, les facteurs desquels dépend la qualité d'un vin sont extrêmement nombreux. Et ce qui précède n'est vraiment pas grand-chose, puisque j'ai volontairement omis de parler des outils, de l'égouttage, du pressurage, des différents types de pressoir, du débourbage, du sulfitage, du traitement à la bentonite, des effets de l'oxydation, de la surveillance constante de la température, etc., afin de ne pas surcharger ce volume dont le principal objectif, ne le perdons pas de vue, est l'effet thérapeutique des produits de la vigne et non pas leur culture, leur récolte ou la fabrication du jus fermenté de la treille.

Cependant, vous en connaissez maintenant suffisamment pour comprendre que tous les vins n'ont pas les mêmes propriétés puisque la puissance de celles-ci dépend de tous les facteurs mentionnés précédemment (et de beaucoup d'autres passés sous silence), facteurs souvent complexes indépendants ou interdépendants les uns des autres.

Pour bénéficier du maximum de vertus curatives liées à la consommation de vin, il faut choisir un bon vin. Attention ! un bon vin ne sera pas nécessairement et obligatoirement le vin le plus cher, mais il aura subi, de la vigne au verre, un processus de transformation adéquat.

Les vins les plus thérapeutiques semblent bien être, sans trop de doutes, les bordeaux. Cependant, tous les vins ayant véritablement une origine contrôlée sont réputés posséder des vertus thérapeutiques. Ce sont ces vins qu'il faut privilégier.

Sans doute sommes-nous bien loin de l'époque où Louis Pasteur vantait cette succulente boisson et en faisait *la boisson la plus hygiénique qui soit*, mais il existe encore, fort heureusement, sur le marché, d'excellents crus qui vous aideront, s'il sont consommés avec modération et intelligence, à tirer profit des remèdes que nous vous offrons et qui, comme par le passé, devraient nous permettre un jour de constater qu'il y a plus, sur la planète, de vieux buveurs de vin que de vieux buveurs d'eau.

Le problème des vins bas de gamme, c'est qu'ils sont trafiqués par l'ajout (parfois massif) d'éléments chimiques de toutes sortes, ce qui met en péril (ou en échec) l'équilibre microorganique normal d'un vin fabriqué selon les règles de l'art, dans la plus pure tradition ancestrale.

Dans son admirable livre *Une histoire mondiale du vin* (Paris, Hachette, 1989), Hugh Johnson, très grand spécialiste mondial du vin, écrit : « *Pourquoi le vin occupe-t-il une place si privilégiée dans l'histoire ? Sans doute parce que pour une grande partie de l'humanité, il fut son seul remède et son seul antiseptique mais aussi sa seule source de réconfort et de courage, le seul moyen de retrouver son entrain et d'échapper à soi-même.* »

Et nous pensons que le vin est toujours et sera encore, pour longtemps, cette source de réconfort et de courage, ce moyen de retrouver l'entrain et d'échapper à soi-même dont parle Johnson.

En outre, si, aujourd'hui, grâce à l'évolution de la médecine, le vin n'est plus l'unique antiseptique de l'humanité, il n'en demeure pas moins qu'il possède (et possédera tant qu'il y aura des viticulteurs probes, honnêtes, professionnels et consciencieux) des pouvoirs auxquels nul autre aliment ne peut prétendre.

Chapitre 7

L'importance des cépages

U n cépage, comme nous l'avons déjà men-
tionné, est un plant de vigne cultivé. On utilise le mot « cépage » pour indiquer la variété de ce
plant. Il y a les cépages à vins rouges et les cépages
à vins blancs.

Il faut cependant noter, dès ici, que les principales propriétés qui sont présentées dans les pages
suivantes le sont à titre indicatif. Il faudrait, pour
offrir le nom d'un cru précis en regard d'une affection précise, connaître la composition de chacun
des vins engendrés par chacun des cépages. À elle
seule, cette tâche en serait une de titan. Ce qu'il
importe de savoir, c'est qu'aux vins de bons crus
(rouges ou blancs) correspondent, dans le chapitre
des vertus thérapeutiques de ce livre, les propriétés
de cette couleur de vin et les affections pour les-
quelles sa consommation est recommandée.

Le Dr E. A. Maury, dans son ouvrage *Soignez-
vous par le vin* (Paris, Éditions Marabout, 1983), a

répertorié les vertus thérapeutiques attribuées au jus fermenté de la treille en partant d'une classification par grandes régions vinicoles et en associant aux vins de ces régions des vertus précises en fonction de leur composition.

Sans vouloir d'aucune façon critiquer le travail du Dr Maury, nous aimerions cependant objecter que si cette classification est tout à fait appropriée lorsque des vitamines ou des minéraux précis sont absolument requis pour soulager une affection précise, elle devient un peu ardue ou onéreuse lorsqu'il s'agit d'affections non spécifiques.

LES CÉPAGES ROUGES

ARAMON

Régions: Midi, sud-ouest et centre de la France; Californie.

Description: Cette variété de raisin, à la volumineuse production, engendre des vins plutôt communs. On en fait la culture particulièrement en Californie et dans le midi de la France. Ce cépage donne un raisin de couleur bleu noirâtre, à la pellicule fine. Il est juteux, et son jus est incolore et très abondant.

Principales propriétés: Hypercholestérolémiant, tonique, draineur hépatique.

CABERNET

Régions : Midi et centre de la France ; vallée de la Loire, Californie, Chili, Australie.

Description : Le cabernet se divise en deux catégories, c'est-à-dire le cabernet franc (appelé bouchet ou gros bouchet), qui est particulièrement cultivé dans le Médoc et duquel sont issus de nombreux vins aux bouquets remarquables, et le cabernet sauvignon (appelé petit cabernet), duquel proviennent le célèbre Médoc, le Graves, le Saint-Émilion et le Pomerol qui font partie des plus fameux vins de ces régions.

Le cabernet donne un vin très fin et de grande qualité. Ses baies sont petites, rondes, bleues presque noires. Ce raisin à la peau très fine donne un jus plutôt sucré.

Principales propriétés : Tonique, nourrissant, astringent, reminéralisant, activateur des fonctions cérébrales, antiarthritique, antiallergique, revitalisant.

CARIGNAN

Régions : Sud de la France, Côte du Rhône, Espagne, Languedoc, Roussillon, États-Unis, Alpes-Maritimes.

Description : Particulièrement cultivée dans le sud de la France, cette variété de raisin, d'origine espagnole, donne des vins de table très acceptables pourvu que l'on aime les vins solides et robustes. Ce cépage donne de grosses grappes de raisin à la forme conique. Son raisin est bleu noir, sa pellicule épaisse, son jus sucré et sa pulpe un peu fade.

Principales propriétés : Astringent, reminéralisant, apéritif, digestif, nutritif, cicatrisant.

CINSAULT

Régions : Midi de la France, vallée du Rhône, Algérie, Afrique du Sud, Provence, Côte du Rhône, Languedoc, Corse et Grenoble.

Description : Ce cépage engendre de grosses baies presque noires, cylindriques et qui croissent en grappes compactes. La peau et la pulpe de ces raisins sont fermes. Le cinsault est aussi un raisin de table et, malgré sa fermeté, il est juteux et délicieux.

Principales propriétés : Tonique, vitaminique, anti-bactérien, antiviral, efficace pour remettre sur pied rapidement les personnes en période de convalescence et celles qui souffrent d'un amaigrissement anormal. Il est également un excellent antidépresseur naturel.

COT

Régions : Gers, Touraine, Dordogne, Haute-Garonne, sud-ouest de la France.

Description : Le cot est un autre nom pour désigner le cépage malbec. Il produit une baie ronde, petite, noire, à la chair riche mais peu juteuse. Ce raisin donne un vin de belle couleur, au goût solide un peu rustique.

Principales propriétés : Tonique, stimulant, il est excellent comme apéritif ; antidépresseur, anti-infectieux, régulateur intestinal.

FER

Régions : Sud-ouest et midi de la France.

Description : On a donné le nom de fer à ce cépage en raison de la grande dureté de son tronc, de sa tige et de sa rafle. Les baies du fer sont ovoïdes, noir bleuté, et leur pellicule est épaisse.

Principales propriétés : Les vins provenant de ce cépage sont indiqués pour éviter le durcissement des artères imputable à une accumulation de calcium ; hypercholestérolémiant, régulateur intestinal.

GAMAY

Régions: Bourgogne, France, Californie, vallée du Nappa.

Description: Il existe de nombreuses variétés de gamay: noir, de Bouze, du Beaujolais (qui porte aussi le nom de gamay noir à jus blanc). Ce dernier donne généralement un vin noble. Ses raisins, de violets à noirs, sont juteux. Ceci dit, il semble bien que ce cépage soit d'une nature capricieuse. Son rendement et la qualité de ses vins sont variables et dépendent du sol et de la région où ils sont cultivés.

Principales propriétés: Laxatif, tonique, stimulant, antibactérien, antiviral.

GRENACHE

Régions: Languedoc, Espagne, Californie, Côte du Rhône, Provence et un peu partout en France.

Description: Ce cépage porte parfois le nom d'Alicante. Son raisin est sucré, rond, noir, juteux, et il donne des vins généralement très alcoolisés.

Principales propriétés: Astringent, reminéralisant, tonique, antidépresseur, efficace pour les personnes souffrant de fragilité capillaire.

MERLOT

Régions: Sud-ouest de la France, Languedoc, Suisse, Italie, Chili, Californie.

Description: Le raisin de ce cépage est bleu noir, juteux et à la pellicule épaisse. C'est lui qui est responsable, en bonne partie, de la suavité du célèbre médoc.

Principales propriétés: Nutritif, revitalisant, aphrodisiaque, stimulant cérébral.

MUSCAT

Régions: Californie, Alsace, la Drôme et un peu partout dans le monde.

Description: Il existe de très nombreuses variétés de muscat et sa vinification se fait en blanc, en rosé et en rouge. Les raisins du muscat font d'excellents raisins de table, très sucrés, et donnent aussi bien des vins de dessert que des vins corsés.

Principales propriétés: Reportez-vous au chapitre 8, « Les vertus curatives du vin », à la page 79.

PINOT NOIR

Régions: Californie, Allemagne, Suisse, France, Alsace.

Description: Le pineau est un vin de liqueur charentais préparé avec du cognac et du moût de raisin frais. Le pineau noir est un cépage français réputé, duquel sont issus les meilleurs vins dont le fameux bourgogne. Cependant, ce cépage peut également donner des vins plus ordinaires.

Principales propriétés: Draineur intestinal, digestif, alcalinisant, reminéralisant.

LES CÉPAGES BLANCS

CHARDONNAY

Régions: Bourgogne, Californie.

Description: Ce cépage donne un vin riche, fin, qui vieillit très bien. C'est un raisin ferme et juteux.

Principales propriétés: Dépuratif, diurétique, calmant, sédatif, antiarthritique, antidépresseur, draineur de tout l'organisme.

CHASSELAS

Régions: France, Suisse, Allemagne, Alsace, Californie.

Description: Les raisins issus du chasselas font d'excellents raisins de table et donnent, par ailleurs, de délicieux vins pour ceux et celles qui apprécient les vins légers.

Principales propriétés: Apéritif, digestif, alcalinisant, dépuratif, diurétique, antirhumatismal, reminéralisant.

CHENIN BLANC

Régions: Vallée de la Loire, Touraine, Anjou, sud-ouest de la France, États-Unis.

Description: Le chenin blanc, souvent appelé pineau de la Loire, est un cépage qui donne, selon le terrain où il est cultivé, un vin sec ou un vin qui rappelle, par sa saveur douce et par son degré élevé d'alcool, la liqueur.

Principales propriétés: Astringent, tonique, reminéralisant, fébrifuge; il est indiqué pour les personnes en période de convalescence ainsi que pour les personnes âgées.

MUSCAT

Régions : Californie, Alsace, la Drôme et un peu partout dans le monde.

Description : Les raisins de ce cépage font d'excellents raisins de table. Par ailleurs, on en tire un vin tantôt doux, léger et fruité, tantôt lourd, riche et corsé.

Principales propriétés : Reminéralisant, draineur hépatique ; certains crus sont indiqués pour les personnes souffrant d'embonpoint.

RIESLING

Régions : Alsace, Allemagne, Suisse, Italie, Autriche, Californie, Chili.

Description : Les baies de ce cépage donnent naissance à une très grande variété de vins selon le sol où il est cultivé et son procédé de vinification. Cependant, le riesling engendre toujours des vins de qualité. D'après de nombreux auteurs, ce petit raisin doré est un des plus grands raisins du monde.

Principales propriétés : Le riesling possède les mêmes propriétés que le muscat.

★ ★ ★

Voici maintenant quelques suggestions de bonnes bouteilles.

Anjou :	blanc, rouge et rosé.
Beaujolais :	rouge.
Bergerac :	rouge et blanc.
Bordeaux :	rouge, blanc et rosé.
Bourgogne :	rouge et blanc.
Chablis :	blanc.
Champagne :	blanc mousseux et non mousseux, rosé, rouge.
Châteauneuf-du-Pape :	quelquefois blanc, mais surtout rouge.
Côtes de Duras :	rouge et blanc.
Côtes de Provence :	rosé, rouge, blanc.
Côtes de Roussillon :	rouge et blanc.
Côteaux de Castillon :	rouge.
Côteaux de la Loire :	blanc.
Côteaux du Loir :	rouge, blanc et rosé.
Côteaux Languedoc :	rouge et rosé.
Graves :	blanc et rouge.
Hermitage :	rouge et blanc.
Jurançon :	blanc.
Médoc :	rouge.
Muscadet :	blanc.
Nuits-Saint-Georges :	rouge et blanc.

Pomérol :	rouge.
Saint-Émilion :	rouge.
Saint-Estèphe :	rouge.
Saint-Joseph :	blanc et rouge.
Saint-Julien :	rouge.
Sauternes :	blanc.

Chapitre 8

Les vertus curatives du vin

L a principale recommandation faite au consommateur est d'opter, s'il veut bénéficier du maximum des vertus thérapeutiques attribuées au vin, pour les vins d'appellation contrôlée; ils sont les seuls dont on peut être certain qu'ils ne sont ni trafiqués ni bourrés d'additifs chimiques. C'est souvent sous un arôme et un goût agréables aux papilles gustatives que se camouflent les vins frelatés. Ces vins bas de gamme ne possèdent pas (ou très peu) les pouvoirs curatifs dont il sera question dans ce chapitre.

Les bouteilles de vin devraient être conservées couchées dans un endroit tempéré (ni trop froid ni trop chaud) et à l'abri de la lumière. Certains vins doivent être consommés jeunes, alors que d'autres gagnent à être vieillis.

Généralement, les maisons des alcools du Québec sont en mesure d'offrir la plupart des meilleurs vins des meilleurs cépages. À cet égard, consultez les représentants-vendeurs de ces maisons pour en savoir plus long sur le meilleur cru à acheter en rapport avec le budget que vous vous serez fixé.

Il y a tant de variétés de vin et chacun contient tellement d'agents actifs, de vitamines, de minéraux, d'acides et d'alcools divers, d'oligoéléments, de métaux (plus de 500) qu'il est difficile, voire impossible de dresser un tableau de valeur nutritive du vin, en général. Néanmoins, voici une liste des composantes que l'on trouve généralement dans le vin :

- eau : de 80 à 90 % du volume du vin

- alcool : de 50 à 120 g d'alcool par litre de vin. Sur cette quantité, seulement 0,5 g serait des alcools autres que de l'alcool éthylique. L'alcool éthylique (ou éthanol ou esprit de vin) est le constituant que l'on trouve en plus grande quantité, dans le vin, après l'eau. C'est l'absorption de cet alcool (issu de l'action des levures sur le sucre des raisins) qui serait responsable de son effet engourdissant et anesthésiant. Hugh Johnson (*Une histoire mondiale du vin*, Paris, Hachette, 1989) affirme que « *l'absorption d'éthanol inhibe en partie le système nerveux central et a pour effet de calmer la douleur. Le sentiment de bien-être qu'il procure est peut-être illusoire, mais il n'est pas artificiel en ce sens que le vin permet simplement aux sentiments de se mieux manifester* ». Ceci dit, il semble maintenant établi que les pouvoirs curatifs du vin procéderaient d'un autre facteur que l'alcool. Ils seraient les conséquences heureuses de l'action des polyphénols dont je vous entretiendrai un peu plus loin.

- protides : 2 g/litre
- lipides : Ø
- glucides : de 2 à 20 g selon qu'il est rouge ou blanc

Vitamines*

- B_1, thiamine : de 5 à 40 mg
- B_2, riboflavine : de 60 à 360 mg
- B_6, pyridoxine : de 100 à 450 mg
- B_{12}, cobalamine : de 0,05 à 0,14 mg
- H, biotine : de 0,6 à 4,6 mg
- PP, nicotinamide : de 800 à 1900 mg
- acide pantothénique : de 500 à 1200 mg
- mésoinsositol : 2 à $7,10^3$ mg

Sucres

- 15 à 20 % de sucres (principalement le glucose et le fructose)

---

*   Source : *Vins et vignobles de France*, Paris, Larousse, 1997.

Alcools

- amylique
- butylique
- éthullique
- propylique

Acides

- acide acétique : de 0,2 à 0,5 g/litre
- acide butylèneglycol : de 0,3 à 1,5 g/litre
- acide citrique : de 0 à 0,5 g/litre
- acide malique : 1 à 8 g/litre
- acide succinique : de 0,5 à 1,02 g/litre
- acide sulfurique : de 0,1 à 0,3 g/litre
- acide tartrique : de 0,5 à 2,21 g/litre
- glycérol (glycérine) : de 3,5 à 14,7 g/litre. C'est cet acide (ou cette substance) qui donne au vin sa douceur onctueuse.

Sels minéraux et métaux

- calcium : 80 mg/litre
- magnésium : 156 mg/litre
- potassium : 698 mg/litre
- sodium : 41 mg/litre
- fer : 30 mg/litre

- bore, brome, chrome, cobalt, cuivre, fluor, iode, manganèse, nickel, phosphore, plomb, silicium, sulfites et zinc.

Polyphénols

- tanin : de 1 à 3 g. On le trouve dans la rafle, la pellicule et les pépins du raisin. Les tanins font partie de la grande famille des phénols. Ils sont des agents toniques très puissants dont je vous entretiendrai plus en détail un peu plus loin. Les vins rouges sont plus riches en tanins que les vins blancs.

Matière colorante

- anthocyane : on la trouve sous la pellicule du raisin, et c'est elle qui est responsable de la couleur du vin.

En outre, le vin contient presque tous les acides aminés essentiels, des agents antibiotiques et, bien entendu, des agents qui lui procurent ses propriétés antivirales et antimicrobiennes.

Un bon verre de vin enlève un écu au médecin.

PROVERBE FRANÇAIS

Le vin est une boisson qui peut, et qui devrait, selon de nombreux auteurs, médecins et diététiciens, être consommé quotidiennement. Quant à la modération qui, semble-t-il, a bien meilleur goût, tous les intervenants du monde vinicole ne s'entendent pas nécessairement sur la signification exacte de ce mot parfois si lourd de sens et de conséquences. Pour les uns, une consommation modérée signifie un verre à chacun des deux repas principaux, avant, pendant ou après, selon les effets et les bienfaits qu'on veut en tirer. Pour d'autres, la consommation modérée est celle qui ne dépasse pas quatre verres par jour, après quoi elle prend le nom d'œnolisme, une forme d'alcoolisme dû à l'abus des vins.

Pour d'autres encore, la consommation quotidienne, celle qui fait les vieillards actifs, sans trop de rides, à la jambe légère et aux neurones alertes, devrait être de... un litre par jour. Bref, la quantité quotidienne de vin à consommer va, selon les professionnels de la santé (domaine médical et paramédical) d'un tiers de verre au repas du soir à un litre réparti entre les repas et, éventuellement, un ou deux verres en soirée.

Pour d'autres encore, les vinophobes, qui considèrent du même œil sévère le vin et tous les autres alcools, le jus fermenté de la vigne est plus nocif, de façon générale, que curatif et, dans la mesure du possible, l'être humain devrait s'abstenir de consommer tout ce qui porte une trace d'alcool.

En fait, la dose idéale est celle qui permet de garder la raison, l'équilibre, la tête froide et une totale capacité de concentration. Quand une de ces facultés est menacée ou troublée, il faut réduire le volume.

Les vertus curatives du vin

C'est pourquoi celui qui mangera le pain ou boira la coupe du Seigneur indignement sera coupable envers le corps et le sang du Seigneur; que chacun donc s'éprouve soi-même.

ÉPÎTRE DE PAUL AUX CORINTHIENS 11, 27-28

Si vous avez ce livre entre les mains, vous n'êtes sans doute pas un adepte de l'abstinence, ce qui ne signifie pas nécessairement que vous buviez jusqu'à plus soif.

Alors, il vous appartiendra de décider à quel moment, pour vous, la consommation de vin doit s'arrêter. La plupart des individus qui s'intéressent à ce type de livre sont suffisamment intelligents et à l'écoute de leur corps pour savoir, d'instinct, ce qui leur convient ou ne leur convient pas, car tout le monde sait que nul n'a besoin de lire des livres pour savoir comment s'enivrer, que nul n'a besoin d'une grande culture médicale pour organiser une beuverie.

Nous aimerions ajouter que même la Food and Drugs Administration, cette autorité américaine en matière de médicaments et de drogues, autorité suprême et suprêmement scrupuleuse, conseille désormais aux individus, après d'innombrables études et analyses, de boire du vin tous les jours! Gardez toujours, cependant, à l'esprit que si le vin en quantité appropriée est un antidote contre la maladie, il peut devenir, en quantité abusive, le poison de la vie.

En effet, parce que l'organisme humain n'est pas équipé pour emmagasiner l'alcool, qu'il doit le métaboliser, c'est-à-dire le transformer afin de le rendre *positivement actif*, le fait d'outrepasser les doses raisonnables mène, chacun s'en doute, à de multiples problèmes de santé comme des malaises et des maladies physiques (du simple mal de tête à la cirrhose ou au cancer du foie, en passant par la fatigue et la perte d'énergie), des problèmes psychologiques comme la perte de mémoire ou de concentration, des problèmes psychiques comme la dépression nerveuse et, enfin, des affections, parfois très graves, d'ordre neurologique.

Dans l'organisme, le métabolisme de l'alcool éthylique se fait par oxydation grâce à un enzyme contenu dans le foie, le déshydroxydase. Cet enzyme, responsable de la décomposition, de la modification et de l'élimination de l'alcool, a des limites, dans l'accomplissement de ses fonctions, qu'il ne faut pas dépasser sous peine d'en subir les conséquences parfois extrêmement graves.

En outre, certains autres dangers peuvent exister. En voici quelques-uns.

- Le danger de consommer des vins trafiqués (particulièrement les vins communément qualifiés de bas de gamme). Ceux-ci sont généralement moins chers que les bons crus et contiennent des substances chimiques nocives qui, outre le fait qu'elles peuvent être toxiques pour l'organisme, inhibent en grande partie, quand ce n'est pas complètement, les pouvoirs curatifs du vin.

- Certaines personnes sont intolérantes au vin qui leur donne des maux de tête et des migraines. Les céphalées causées par la consommation de vin blanc sont généralement engendrées par la présence des sulfites (sels de l'acide sulfureux) qui entrent dans sa fabrication, alors que les migraines imputables au vin rouge sont plutôt dues à la tyramine, une amine présente en abondance dans toutes les boissons alcoolisées mais particulièrement dans le vin rouge.

Cependant, certaines études semblent démontrer que les amines et l'alcool ne seraient pas les uniques instigateurs des maux de tête et qu'un type de phénol (présent dans le vin rouge seulement) pourrait être à l'origine de ces malaises lorsque l'organisme de la personne qui consomme ne possède pas suffisamment d'enzymes pour métaboliser correctement les substances migraineuses du vin.

- Le vin est une boisson déshydratante. Plus on boit, plus on urine et plus on a soif. On devrait alterner un verre de vin et un grand verre d'eau, de façon à reminéraliser au fur et à mesure l'organisme.

- Danger de prendre du poids! Le vin est un aliment prescrit pour la perte de poids (quoique la récente méthode Montignac semble s'inscrire en faux contre cela). Néanmoins, la personne qui souffre d'embonpoint et qui désire maigrir doit boire (à l'exclusion de tous les autres), pour bénéficier des effets amaigrissants du vin, des vins et des boissons faibles en alcool, car c'est celui-ci qui est responsable des calories.

Il existe aussi certaines contre-indications; par exemple, le vin est contre-indiqué aux personnes qui souffrent de diabète, bien que certains auteurs affirment également à ce propos que le vin blanc sec serait tout à fait inoffensif. Cependant, le patient diabétique doit absolument solliciter les avis de son médecin avant de consommer de l'alcool, quel qu'il soit.

Enfin, si vous prenez des médicaments prescrits par votre médecin et obtenus sur ordonnance médicale, il est préférable que vous vous absteniez de consommer du vin ou d'autres boissons alcoolisées, car ce mélange pourrait s'avérer explosif et provoquer des maux encore pires que l'affection pour laquelle la prise de médicaments est requise.

Cela dit, le vin n'a pas que des inconvénients; on lui reconnaît ainsi de nombreuses vertus thérapeutiques, au nombre desquelles il serait :

- antianémique

- antiarthritique

- antibactérien

- anticarcinogène

- antigoutteux

- antimicrobien

- antirhumatismal

- antirides

- antivieillissement

- antiviral

- apéritif
- aphrodisiaque
- calmant
- dépuratif
- digestif
- diurétique
- énergétique
- fébrifuge
- laxatif
- purgatif
- « réchauffeur » sanguin
- régénérateur cellulaire
- régénérateur sanguin
- régénérateur tissulaire
- régulateur des fonctions intestinales
- régulateur hépatique
- sédatif
- stimulant
- vermifuge

La consommation du vin est donc tout à fait indiquée pour lutter contre les problèmes suivants :

- affections cardiovasculaires : rouge
- affections des voies respiratoires : rouge (chaud, sucré, épicé)

- affections hépatiques : rouge ou blanc
- affections intestinales
- affections rénales
- affections virales
- agitation
- aigreurs d'estomac
- anémie : rouge
- anxiété
- artériosclérose : blanc
- arthrite
- articulations douloureuses
- asthénie
- baisse de la libido
- baisse d'énergie
- bronchite : rouge chaud
- brûlures d'estomac
- chlorose
- cholestérol
- colibacillose : rouge (avec de l'eau) ou blanc pur
- constipation : blanc riche en glycérine
- convalescence
- couperose
- dépression nerveuse
- diarrhée : rouge

- douleurs menstruelles
- dysenterie
- embonpoint
- excès de toxines
- faiblesse du système immunitaire
- fatigue
- fièvre
- goutte
- grippe
- hémorragie
- hémorroïdes
- hypertension : blanc
- impuissance sexuelle
- inappétence
- insomnie
- insuffisance hépatique
- jaunisse
- lithiase biliaire : rouge ou blanc
- lithiase rénale : blanc
- ménopause (effets de la)
- néphrite
- nervosité
- neurasthénie
- obésité

- œdème
- parasites intestinaux
- pierres aux reins
- pleurésie : rouge
- pneumonie : rouge
- problèmes de peau
- reflux gastrique
- refroidissement : rouge
- rétention d'eau
- rhumatisme
- surmenage
- troubles circulatoires
- troubles de la croissance
- troubles du système digestif
- troubles hépatiques
- urétite : blanc ou rouge
- varices
- vieillissement
- vomissements : blanc mousseux

Note: Autrefois, le vin, en tant que médicament, était utilisé de certaines manières tout à fait inconcevables de nos jours, par exemple en lavement (vaginal et rectal), en injections intraveineuses et en bains ! Vous ne trouverez pas, dans ce livre, ces remèdes qui ont été portés à notre connaissance et qui consistent à ajouter au vin rouge de l'arsenic, de la coca, du kola ou de la strychnine, bien que ces produits aient, généralement, la réputation d'être, à doses infinitésimales, de fameux toniques.

Aujourd'hui, la façon la plus commune de bénéficier des vertus curatives du vin est, incontestablement, la voie buccale. On consomme le vin nature ou sous forme d'infusion, de décoction ou de macération à base d'épices, d'aromates, de fruits, de légumes, etc. En faisant macérer, dans le vin, des fruits, des plantes entières, des herbes, des racines, des feuilles, etc., on obtient un vin thérapeutique qu'il convient de consommer selon la posologie suggérée et aux moments recommandés.

On peut également le consommer en punch, avec d'autres alcools et, bien entendu, s'en servir pour cuisiner.

Chapitre 9

Les affections et les remèdes

A vant d'aborder le chapitre des recettes de remèdes, faisons ensemble un bref survol des affections et des problèmes les plus communs pour lesquels le vin est réputé être thérapeutique.

CHOLESTÉROL

Le cholestérol est un stérol, c'est-à-dire un acide polycyclique (et, ici, je vous épargne les explications de ce terme scientifique) d'origine alimentaire ou synthétisé dans l'organisme (par le foie qui en produit quelque 1 000 mg par jour) et qui est présent dans toutes les cellules du corps.

On entend souvent parler de bon et de mauvais cholestérol. En réalité, le cholestérol est constitué de lipoprotéines (combinaison d'une protéine et d'un lipide) qui véhiculent les graisses se trouvant dans le sang. Les mauvaises lipoprotéines (de basse densité) acheminent les graisses dans les différentes cellules du corps afin de les nourrir et d'assurer leur survie, tandis que les bonnes lipoprotéines (de haute densité) acheminent les surplus de graisse du plasma sanguin au foie où celui-ci a la fonction de l'éliminer. Ce qu'il faut savoir, c'est que ces deux types de lipoprotéines, couramment appelées cholestérol, sont essentielles au bon fonctionnement de l'organisme.

Le bon cholestérol est produit par le foie, alors que le mauvais est d'origine alimentaire (tous les aliments d'origine animale en contiennent).

Nous pouvons donc conclure que tout le monde, même les végétariens, fait (dans le sens de produit) du cholestérol, puisque cette fonction est inhérente au foie. Par ailleurs, ce sur quoi il faut porter toute notre attention et nos soins, c'est le taux de cholestérol sanguin, car ce qui provoque les maladies, comme les affections cardiovasculaires ou l'athérosclérose, c'est un déséquilibre entre le bon et le mauvais cholestérol. Un taux trop élevé de cholestérol sanguin signifie que les lipoprotéines de haute densité n'arrivent plus à éliminer les surplus de graisse, ce qui fait que celles-ci finissent par se déposer sur les artères et provoquant (ou risquant de provoquer), à plus ou moins long terme, leur blocage.

La paroi interne des vaisseaux sanguins et celle du cœur sont recouvertes d'une couche protectrice constituée d'un tissu composé de cellules plates et jointives (c'est-à-dire sans intervalles) qui s'appelle l'endothélium. Lorsque le taux de cholestérol sanguin est trop élevé et que les lipoprotéines de basse densité sont devenues trop nombreuses, elles se stationnent dans ces confortables couloirs que sont les artères, brisant et perçant l'endothélium. Puis, elles s'y vautrent, s'y agglutinent, comme des visiteurs importuns qui ne décollent plus et finissent par s'y installer à demeure, épaississant ainsi le diamètre des artères tout en laissant s'accumuler, mine de rien, le calcium (qui provoque leur durcissement), rendant toujours de plus en plus ardue la traversée du sang et provoquant des maladies comme, entre autres, l'athérosclérose.

ATHÉROSCLÉROSE

L'athérosclérose est une affection dégénérative des artères associant les lésions de l'artériosclérose (lésion de la paroi des artères aboutissant à leur durcissement) et celles de l'athérome (dégénérescence graisseuse de la tunique interne des artères).

Cette maladie dégénérative est de plus en plus répandue dans notre société moderne. La consommation, souvent outrancière, de graisses animales, les fritures de tous genres et la faible consommation de fruits et de légumes en sont, sans aucun doute, les principales causes.

L'athérosclérose, qui est déjà, en soi, une maladie grave, provoque à son tour d'autres maladies, particulièrement des affections cardiovasculaires allant de l'angine à l'infarctus, souvent mortel, mais aussi des accidents vasculaires cérébraux lorsqu'un fragment de la masse accumulée dans les artères se détache et, suivant le cours du flux sanguin, provoque l'obstruction d'une artère menant le sang au cerveau.

Pour diminuer les risques d'athérosclérose et, par conséquent, ceux des maladies coronariennes, il est des prescriptions médicales incontournables, scientifiquement inventoriées, dont voici les principales :

- diminuer considérablement (voire cesser complètement) l'usage du tabac ;

- veiller à avoir une alimentation qui garde stable, normale et harmonieuse la tension artérielle ;

- diminuer la consommation des aliments contenant des graisses animales et augmenter celle des fruits et des légumes ;

- veiller à faire un minimum d'exercice physique.

La liste de ces recommandations d'usage que chaque médecin fait, depuis belle lurette, à ses patients souffrant d'athérosclérose, de cholestérol ou de maladies coronariennes est maintenant régulièrement augmentée d'une nouvelle exhortation : boire du vin de façon quotidienne.

STRESS

Pour certains médecins et diététiciens (ils sont de plus en plus nombreux), le vin (particulièrement le vin rouge) constitue une excellente solution de rechange aux somnifères ou aux anxiolytiques. D'ailleurs, depuis la nuit des temps, le vin rouge remplit admirablement bien cette fonction puisque, déjà, du temps des Anciens Grecs (et depuis lors), il servait (et sert encore) de véhicule aux diverses macérations à base de végétaux (feuilles, fleurs, écorces, racines, etc.), macérations destinées à calmer, à engourdir, à endormir, à insensibiliser et à anesthésier.

Le vin rouge, bu en quantité modérée, arrive à chasser la déprime, à calmer les angoisses, à pulvériser les *boules* d'anxiété, à faire sourire et à faire rire, à permettre l'expression de sentiments, d'émotions, de désirs, à provoquer des états de confiance propices aux confidences et fort utiles aux personnes hyperméfiantes, introverties ou timides. Bref, le vin arrive à dissiper, voire à supprimer le stress.

Certains opposants au vin diront que ces effets sont passagers et qu'à ce titre, le vin n'est qu'un pis-aller onéreux et tout à fait inutile. À ces propos, les inconditionnels de jus fermenté de la treille rétorquent qu'un effet, même temporaire, est préférable à la douleur de l'horrible étau du stress qui enserre la poitrine et que, de toute façon, même les médicaments chimiques (à moins d'en prendre jusqu'à l'abrutissement total) sont aussi éphémères dans leurs effets et tout aussi onéreux, bien souvent (il n'y a qu'à penser aux antidépresseurs), que le vin rouge.

MALADIES CARDIOVASCULAIRES

Une consommation faible ou modérée d'alcool réduit les risques de maladies coronariennes.

SIR RICHARD DOLL

La citation qui précède n'en est pas une du premier venu, puisque Sir Richard Doll est ce célèbre épidémiologiste (sans aucun doute le plus compétent dans ce domaine, dans le monde entier) qui fut le premier à démontrer, de façon claire, nette et précise la relation funeste et parfois fatale entre le tabac et le cancer du poumon. Concernant l'efficacité du vin rouge pour lutter contre les affections cardiovasculaires, certains scientifiques attribuent ce pouvoir à une sorte de cercle non vicieux dont le schéma pourrait brièvement s'expliquer ainsi : « *Je bois du vin, je suis moins vulnérable au stress et, donc, je suis une proie moins faible et moins facile pour les maladies cardiovasculaires.* »

Par contre, d'autres chercheurs et médecins attribuent le désormais célèbre paradoxe français (voir ci-contre) à la teneur en chrome du vin, affirmant qu'il a été scientifiquement observé : 1. que les populations occidentales présentent une grave carence en chrome imputable, semblerait-il, à la consommation parfois outrancière de sucre raffiné ; et que 2. un déficit important de chrome dans les tissus cause (ou peut causer) des maladies coronariennes.

Boire régulièrement du vin rouge (comme le font la majorité des Français) rétablirait l'équilibre en protégeant les artères coronariennes et le cœur lui-même.

En outre, le vin contient divers agents (des vitamines, de l'acide ascorbique, des antioxydants, des alcools et des bioflavonoïdes) capables de fluidifier le plasma sanguin et de freiner, voire d'empêcher les dépôts de mauvais cholestérol sur les artères.

LE PARADOXE FRANÇAIS

Les risques de maladies coronariennes ont toujours été étroitement liés à la consommation des graisses. Or l'Organisation mondiale de la santé, à la suite d'une enquête approfondie sur ce sujet, constata, à la grande surprise de ses membres, que la France présentait un taux trois fois moins élevé de risques de maladies cardiovasculaires que les Américains. Le paradoxe français, c'est, en gros, cette situation paradoxale qui met en lumière, d'une part, la consommation (souvent excessive) de graisses (et un taux de cholestérol supérieur à celui des Américains) et, d'autre part, le faible taux de décès imputables aux maladies cardiovasculaires. Alors, on se mit à vanter les vertus thérapeutiques de l'alcool, puisque force fut de constater que les Français buvaient 10 fois plus de vin que les Américains. Mais on dut rejeter bien rapidement ces conclusions trop hâtives des scientifiques. Non, l'alcool n'était pas (et n'est toujours pas) responsable de cet état de choses, puisque après de nombreuses analyses et études (dont celles du Dr Selwyn Saint-Léger [épidémiologiste], de Klasky, en Californie, et de nombreuses autres un peu partout dans le monde), les experts découvrirent que seul le vin (et non pas toutes les boissons alcoolisées) réduisait les risques de maladies coronariennes. Leur ultime conclusion : les buveurs consommant entre trois et cinq verres de vin rouge par jour réduisaient considérablement les risques d'un décès dû à un infarctus ou à une autre maladie cardiovasculaire. Ces inestimables bienfaits du vin rouge furent attribués à la richesse de cette boisson en polyphénols.

Quand on sait qu'à l'époque de la prohibition, aux États-Unis (1920-1930), le vin n'était vendu qu'en pharmacie aux gens souffrant de maladies coronariennes, on est en droit de se demander, aujourd'hui, pourquoi le vin rouge, après avoir subi tant de tests et d'analyses, après avoir reçu l'approbation et l'homologation des plus grandes institutions dont l'Organisation mondiale de la santé, n'est pas automatiquement inscrit au régime du malade cardiaque !

Étant donné la somme de preuves scientifiques obtenues et reconnues, il est légitime de s'interroger sur les motivations profondes des maîtres des divers États du monde. Que doit-on privilégier ? La prévention ou la tentative de guérison ? La santé ou le profit ?

Nous voici donc rendus à la présentation des recettes thérapeutiques.

• ANTIANÉMIQUE

Le vin rouge est remarquablement efficace pour lutter contre l'anémie, car il contient beaucoup de fer. Un verre de vin rouge par repas est une dose quotidienne suffisante pour lutter efficacement contre cette pauvreté du sang qu'est l'anémie. En outre, grâce à sa teneur en fer, le vin est aussi efficace pour soulager les douleurs liées aux menstruations.

• ANTIBACTÉRIEN ET ANTIVIRAL

Le vin n'aurait, semble-t-il, pas son égal pour lutter contre les infections de tous genres. De nombreuses expériences faites en laboratoire (certaines sont devenues célèbres) ont démontré que le jus de raisin et le vin étaient capables de détruire, en quelques heures, une armée de virus.

Le commandant en chef de cette guerre sans merci s'appelle « polyphénol » et ses meilleurs guerriers et soldats se nomment « tanins » et « anthocyanes ». Ces soldats et guerriers érigent, tout autour des cellules, dans une formation parfaite et disciplinée, une barricade inviolable. Les virus et les bactéries ainsi privés de leur nourriture essentielle, se voyant interdire l'accès au resto-cellulaire, s'étiolent et meurent.

Si anthocyanes et tanins sont plus énergiques et acharnés dans le vin que dans le raisin frais ou son jus, c'est qu'ils subissent, au cours de la vinification, diverses manipulations menant à des réactions chimiques qui engendrent, à leur tour, de nouveaux agents aux propriétés anti-infectieuses, dont l'œnidol, issu des pépins et de la pellicule des raisins.

Bien que le vin rouge soit beaucoup plus riche en tanins et en anthocyanes que le vin blanc et qu'il exerce une action antivirale beaucoup plus énergique, celui-ci n'en demeure pas moins un anti-infectieux très efficace.

Bien entendu, les pouvoirs antibactériens et antiviraux du vin doivent être envisagés comme mesure prophylactique. Il serait, en effet, plutôt inconscient de tenter de guérir une infection déclarée à grands renforts de litres de vin. Cependant, une personne qui boit entre deux et cinq verres de vin par jour sera moins sujette à être victime d'infections, toutes catégories confondues. De plus, la teneur en fer du vin (assurant de plus grandes défenses au système immunitaire) contribue également à lutter contre les visites importunes et détestables de ces indésirables touristes que sont les virus et les bactéries.

En outre, le vin, en tant qu'agent anti-infectieux, est efficace dans la prévention des caries : en faisant la lutte aux bactéries, il empêche celles-ci de se fixer sur les dents.

• ANTIVIEILLISSEMENT

Les élixirs de longévité existent ! Du moins, on nous l'affirme. La rumeur dit que la vie de Staline aurait été prolongée de dix ans grâce au sérum de Bogomoltez ; que Charlie Chaplin avait recours aux injections de cellules fraîches et que le maréchal Tito, qui dirigeait toujours la Yougoslavie à 87 ans, devait sa verdeur au Gérovitol du Dr Aslan.

Par ailleurs, les scientifiques, aujourd'hui un peu moins réfractaires qu'autrefois à l'idée d'une *potion* qui prolongerait la vie, étudient des dizaines de formules proposées par autant de chercheurs magiciens. Mais, en attendant que ces élixirs nous soient offerts sur les tablettes des supermarchés, il y a toujours... le vin !

Le vieillissement, c'est, entre autres, la dégénérescence des cellules imputable, en partie, à l'assaut des radicaux libres. Michel Montignac explique, dans son ouvrage *Boire du vin pour rester en bonne santé* (Paris, Éditions Flammarion, 1997), que les radicaux libres sont le résultat d'un phénomène d'oxydation qui perturbe la structure des cellules, tandis que Jean Carper (*Les aliments qui guérissent*, Montréal, Éditions de l'Homme, 1990), sans gants blancs, les décrit comme de « *véritables fléaux hyperexcités qui se livrent à un véritable saccage de nos cellules* ».

L'abordage des radicaux libres dérange, affaiblit, débilite notablement la reproduction des cellules qui, après multiplication, engendrent d'autres cellules beaucoup plus faibles et beaucoup moins performantes.

Ces cellules atrophiées et faibles sont responsables de l'outrage des ans. Il faut donc, s'entendent tous les médecins, chercheurs et scientifiques, lutter contre les radicaux libres en prévenant leur oxydation. Et la réputation du vin en tant qu'aliment antioxydant (particulièrement grâce aux polyphénols) n'est plus à faire.

D'autres auteurs affirment qu'une consommation modérée mais quotidienne de vin aurait un effet préventif sur l'apparition de la maladie d'Alzheimer. Non, le vin ne guérit pas cette maladie de l'oubli, mais il est scientifiquement établi que les individus ayant consommé quotidiennement du vin, à partir de 40 ans, sont, dans un ratio élevé, beaucoup moins sujets à être victimes de cette horrible maladie dégénérative.

Voici donc, pour combattre le vieillissement, la recette d'un élixir de longévité. Il est également recommandé dans les cas d'impuissance sexuelle, de frigidité, d'anémie, de fatigue (passagère ou chronique), d'épuisement, de dépression nerveuse.

Élixir de longévité

Faites macérer, durant 10 jours, les ingrédients suivants :

4 tasses (1 l) de vin blanc sec

un pied de céleri lavé et coupé en morceaux d'environ 1 1/2 po (4 cm) de longueur (Vous devez débarrasser le pied de céleri de toutes ses feuilles, sauf celles du cœur.)

2 c. à soupe (30 ml) de miel de fleur

4 gouttes d'huile essentielle de céleri

Dans le même ordre d'idées, voici un remède de Jean Valnet pour dissimuler, sinon faire disparaître le grisonnement des cheveux.

Traitement contre les cheveux gris ou blancs

Dès maintenant, dites adieu, de façon tout à fait naturelle, aux cheveux gris ou blancs. Faites bouillir 1 c. à thé (5 ml) de sulfate de fer dans 1 tasse (250 ml) de vin rouge. Trempez un peigne dans cette potion et passez-le plusieurs fois dans les cheveux à colorer. Refaites ce traitement cinq ou six fois par jour pendant deux ou trois semaines. Après ce temps, vous n'aurez plus qu'à entretenir vos cheveux, à raison de deux fois par semaine.

• APAISANT

Le vin, en quantité modérée, est, en soi, un liquide apaisant. Si, par surcroît, vous y faites macérer des épices ou des herbes aromatiques lénifiantes (ou les huiles essentielles de celles-ci), vous obtiendrez, à coup sûr, une boisson qui saura calmer votre nervosité, votre anxiété ou vos angoisses. Autrefois, chez les Anciens Grecs, on faisait boire aux gens qui souffraient physiquement ou qui étaient victimes d'anxiété du vin rouge dans lequel avaient macéré des fleurs de pavot.

Conservez toujours, dans votre pharmacie personnelle, une bouteille de vin dans laquelle vous ferez macérer, au choix, une des herbes suivantes : du basilic, de la camomille, de la mélisse, de l'orange, de la sauge, de l'ylang-ylang, du laurier.

• APÉRITIF

D'hier à aujourd'hui, les canons de la beauté ont évolué sans cesse. Si, de nos jours, les magazines, les journaux, les annonces télévisées, les publicités de tous genres, le cinéma et les vidéoclips regorgent d'êtres filiformes au point d'en être maigres et décharnés, il n'en était pas de même dans un passé, somme toute, pas si lointain. En ce temps, la femme maigre et squelettique était quasiment certaine de coiffer Catherine, voire d'être condamnée à ne jamais avoir ni prétendant ni mari, alors que l'homme maigre, quant à lui, n'inspirait que méfiance et pitié. À cette époque donc, les aliments riches en calories étaient prescrits aux personnes trop maigres. Aujourd'hui, on découvre, grâce à la biologie moléculaire, que la faim se stimule dans un centre nerveux situé à la base du cerveau, que seules certaines molécules sont aptes à éveiller ces centres et que ces molécules sont présentes dans le vin.

Le terme « apéritif » vient du mot grec *aperire* et signifie « ouvrir ». Le *Larousse des vins et des vignobles de France* rapporte que ce terme désignait autrefois « *toute potion médicamenteuse végétale destinée à ouvrir l'appétit* ».

Aujourd'hui, il nomme toute boisson (mais particulièrement celles qui sont alcoolisées) dont l'effet souhaité est de stimuler la fringale en chatouillant gentiment et agréablement le palais et les papilles gustatives.

Par ailleurs, le vin est un apéritif particulièrement efficace car, outre la vue et l'odorat, il stimule les papilles gustatives, fait saliver et active les sécrétions gastriques, mettant ainsi en place tous les éléments biophysiques propres à ouvrir l'appétit en plus de favoriser une bonne digestion et de préparer une bonne élimination.

La recette qui suit est recommandée aux personnes qui souffrent d'anorexie ou d'inappétence (passagère ou chronique) et, de façon générale, pour lutter contre tout amaigrissement anormal.

Apéritif

Dans 2 tasses (1/2 l) d'eau-de-vie, faites macérer, pendant deux semaines, les pelures de huit oranges. Filtrez et ajoutez à l'eau-de-vie 8 tasses (2 l) de vin blanc sec dans lequel vous aurez préalablement fait dissoudre 2 tasses (500 ml) de sucre fin. Laissez de nouveau macérer pendant au moins huit jours. Cet apéritif, qui ne doit pas obligatoirement être servi comme remède mais bien, aussi, comme simple apéritif, s'améliore avec le temps.

• APHRODISIAQUE

On ne pourrait passer sous silence les vertus aphrodisiaques attribuées au vin depuis... la nuit des temps. De la plus haute Antiquité à aujourd'hui, le vin n'a jamais démenti sa réputation d'aliment excitatif et enivrant.

Certaines rumeurs sont à l'effet que le vin exercerait une action directe, bénéfique, sur les centres sexuels favorisant, chez la femme, une excitation propice et chez l'homme une ferme érection; en plus, bien sûr, d'envelopper le corps tout entier d'une douce et lascive chaleur et d'une ineffable sensation de bien-être.

Un aphrodisiaque est une substance propre à exciter le désir sexuel, à l'augmenter ou à faciliter l'acte sexuel. La consommation des vins aphrodisiaques qui suivent est indiquée pour lutter contre les difficultés d'érection, l'impuissance sexuelle, la frigidité, etc.

*J'ai désiré m'asseoir à son ombre et son fruit
est doux à mon palais. Il m'a fait entrer dans la maison
du vin et la bannière qu'il déploie sur moi, c'est l'amour.*

LE CANTIQUE DES CANTIQUES 2, 4

Vin aphrodisiaque 1

Faites chauffer (en laissant seulement frémir le liquide) 2 tasses (500 ml) de vin rouge sec, 1/2 c. à thé (2,5 ml) de cannelle et trois gouttes d'huile essentielle de céleri. Partagez ce vin aphrodisiaque avec votre partenaire à raison de 1 tasse (250 ml) chacun après un bon souper en tête-à-tête.

Vin aphrodisiaque 2

Dans 2 tasses (500 ml) de vin rouge, faites macérer, pendant une heure, quelques gousses d'ail hachées mêlées à un peu de coriandre fraîche. Partagez cette *quintessence* avec votre partenaire au cours d'un repas ou en soirée avec de petits canapés au fromage. Le vin rouge, allié au pouvoir de réchauffer le sang associé à l'ail et aux remarquables qualités aphrodisiaques de la coriandre, produit une boisson qui ne laisse jamais personne indifférent.

Vin aphrodisiaque 3

une bouteille de vin rouge

1/4 tasse (60 ml) de cognac

1/2 tasse (125 ml) d'eau

1 bâton de cannelle

6 clous de girofle

2 pincées de gingembre

2 pincées de muscade

1 orange coupée en tranches

1 citron coupé en tranches

2 c. à soupe (30 ml) de cassonade ou de miel

Après avoir piqué les clous de girofle dans une tranche d'orange, déposez tous les ingrédients dans une casserole et faites chauffer à feux moyen environ trois minutes. N'oubliez pas que le vin ne doit pas bouillir. Servez chaud cette boisson qui réchauffe le sang et les sens.

Attention, mesdames! Si le vin est réputé pour être un excellent aphrodisiaque favorisant l'érection de monsieur, il faut, à tout prix, éviter que ce monsieur dépasse la dose maximale sans quoi les effets espérés risquent d'être très décevants. Gardez toujours en mémoire ce vieux proverbe français qui dit qu'«un coq ivre ne monte pas au perchoir».

• DÉPURATIF

Un dépuratif est une substance qui purifie l'organisme en favorisant l'élimination des toxines, des déchets organiques. En consommant régulièrement des aliments dépuratifs, vous permettez à votre corps de faire son ménage ponctuellement.

De nombreuses plantes ont la propriété d'être dépuratives et diurétiques de même que de nombreux fruits, légumes et condiments. Les feuilles de vigne et la bourrache, entre autres, possèdent ce pouvoir.

Les remèdes dépuratifs doivent être pris pour lutter contre l'embonpoint, l'obésité et, de façon générale, pour venir en aide à toutes personnes désirant perdre du poids ; ils sont aussi efficaces dans les cas de rétention d'eau.

Recette 1

Sans chauffer, faites macérer, pendant une dizaine de jours, 2 oz (57 g) de bourrache (la plante entière) dans 2 1/4 tasses (560 ml) de vin blanc. Prenez, chaque jour, trois fois par jour (10 heures, 16 heures et avant le coucher), 3/4 tasse (180 ml) de ce vin thérapeutique.

Recette 2

Portez à ébullition 2 tasses (500 ml) d'eau et quatre feuilles de vigne. Réduisez le feu, puis laissez mijoter tout doucement pendant cinq minutes. Retirez du feu et filtrez. De cette boisson, vous devez boire 1 tasse (250 ml) par jour, tous les matins, à jeun. Conservez au réfrigérateur la quantité inutilisée et réchauffez avant de boire.

- **DIGESTIF**

Un aliment qui a la propriété d'être digestif est un aliment qui contribue au processus de digestion des individus, en exerçant son action tantôt sur l'estomac, tantôt sur le foie, tantôt sur les intestins et, bien souvent, sur ces trois organes à la fois. Il faut, cependant, toujours se souvenir que plusieurs facteurs contribuent à une bonne digestion dont, entre autres, le choix des aliments, l'équilibre alimentaire d'une assiettée, la vitesse à laquelle celle-ci est ingurgitée, la mastication, le fait de boire ou de ne pas boire pendant le repas, l'état émotionnel de la personne, etc.

Les remèdes suivants sont efficaces pour lutter contre l'embonpoint, l'obésité et, de façon générale, pour venir en aide à toutes personnes désirant perdre du poids; ils sont aussi efficaces pour les problèmes inhérents à une mauvaise digestion.

Note: Voici quelques bonnes habitudes qui favorisent une bonne digestion:

- manger à des heures régulières;

- bien mastiquer les aliments;

- manger lentement. Prenez l'habitude de poser votre fourchette entre chaque bouchée. Au début, cette règle vous paraîtra sans doute contraignante, mais vous en tirerez rapidement les bénéfices. Au bout de quelque temps, c'est vous qui direz aux autres de manger plus lentement. En outre, cela vous permet de véritablement déguster les aliments, et non pas seulement de les avaler ;

- éviter de consommer (particulièrement au repas du soir) des mets trop riches, trop sucrés ou trop lourds ;

- éviter de boire en mangeant (sauf un verre de vin rouge, car celui-ci facilite la digestion) ;

- éviter toute discussion trop animée ou celles qui nouent l'estomac.

Si, malgré toutes ces précautions, vous avez encore des problèmes digestifs, concoctez-vous un de nos remèdes maison. Le vin est réputé être un très grand digestif. Selon les trois auteurs (trois médecins) de l'ouvrage *Les vertus thérapeutiques du bordeaux* (Paris, Éditions Artulen, 1991), le meilleur moment pour boire du vin et pour bénéficier de manière optimale de ses vertus digestives est pendant le repas du soir, car c'est l'heure où les enzymes du foie se réveillent pour traiter, avec le maximum d'efficacité, les composantes du vin pour en éliminer aussi certains déchets toxiques tels que les aldéhydes toxiques dérivant des alcools. Tous les intervenants semblent d'ailleurs s'entendre sur ce point. Les enzymes du foie combinés avec l'acidité du vin, ses tanins et ses diverses vitamines atteignent le point culminant de leurs pouvoirs de digestion à l'heure du repas du soir.

Recette 1

Durant 7 à 10 jours, faites macérer, dans 4 tasses (1 l) de vin (rouge ou blanc), une bonne poignée de sauge fraîche (la plupart des épiceries de grande surface en vendent). Filtrez et buvez un verre de ce vin avant chaque repas.

Recette 2

Pendant deux semaines, dans 4 tasses (1 l) de vin blanc, faites macérer quatre branches de rhubarbe découpées en gros morceaux. Au bout de ce laps de temps, filtrez et conservez soit dans la bouteille de vin, soit dans une autre bouteille qui ferme hermétiquement. Buvez, tous les jours, un verre de ce vin avant le dîner et un autre avant le souper.

Recette 3

Pendant huit jours, faites macérer les ingrédients suivants :

2 oz (50 g) de zeste d'orange

2 oz (50 g) de zeste de citron

1/2 c. à thé (2,5 ml) de coriandre moulue

1/2 c. à thé (2,5 ml) de fenouil moulu

4 tasses (1 l) de vin (rouge ou blanc)

Au bout de huit jours, filtrez et conservez dans une bouteille hermétiquement fermée. Buvez 3/4 tasse (150 ml) de ce vin après chaque repas.

Recette 4

Dans 2 tasses (1/2 l) de vin blanc, faites macérer, pendant une dizaine de jours, une poignée de racines de pissenlits hachées. Buvez un petit verre de ce vin avant ou après chaque repas.

Recette contre les brûlures d'estomac et les aigreurs

Pendant une semaine, faites macérer, dans 4 tasses (1 l) de vin blanc, deux poignées d'achillée millefeuille. Filtrez et buvez la valeur de deux coupes à vin par jour, de préférence après les repas.

• DIURÉTIQUE

Pour soulager la rétention d'eau et pour faire cesser les difficultés à uriner.

Recette

Dans 1 tasse (250 ml) de vin rouge, versez quelques gouttes d'huile essentielle de céleri. Buvez 1/2 tasse (125 ml) deux fois par jour.

• FÉBRIFUGE

Pour combattre la fièvre, sainte Hildegarde de Bingen (1098-1179), abbesse bénédictine allemande célèbre pour ses visions et ses écrits mystiques, préconisait de faire cuire des feuilles de citronnier dans du vin et de boire cette potion de façon régulière (mais pas nécessairement quotidienne).

Recette 1 contre les accès de fièvre

Pour lutter contre les accès de fièvre, elle conseillait de boire, toutes les heures, 1/2 tasse (125 ml) de ce vin fébrifuge jusqu'à ce que la fièvre tombe.

Recette 2 contre les accès de fièvre

Un autre remède consiste à faire chauffer du vin rouge avec quelques tranches de citron (avec sa pelure) et un bâtonnet de cannelle (ou de la cannelle en poudre), et d'en boire 1 tasse (250 ml) toutes les six heures jusqu'à la disparition de la fièvre. *Note*: Pour les enfants, la dose sera réduite de moitié (soit 1/2 tasse [250 ml]), ou évaluée en fonction du poids du jeune malade.

• LAXATIF

Un laxatif est une substance qui favorise l'évacuation des selles. Si le produit laxatif est un produit naturel (une boisson, un fruit, un légume) et qu'il est pris de façon modérée (ou tel que prescrit en médecine naturelle), il ne provoquera pas de diarrhée, contrairement à certains comprimés chimiques qui, outre le fait d'occasionner de douloureuses crampes abdominales, ramollissent souvent les matières fécales au point qu'elles deviennent liquides.

Par ailleurs, les comprimés chimiques de laxatif, à moins d'en prendre plusieurs fois par semaine (ce qui n'est pas conseillé, car les intestins deviennent paresseux et finissent par être incapables de remplir leurs fonctions d'eux-mêmes), n'ont qu'un effet bref et passager, alors que les fruits, les légumes et le vin rouge sont des produits naturels qui, s'ils sont consommés de façon régulière dans l'alimentation quotidienne, exercent une action soutenue et continue sans effets nocifs pour l'organisme, sans danger pour les intestins et sans effets secondaires comme les maux de tête ou l'endormissement que provoquent certains comprimés chimiques.

Voici, pour lutter contre la constipation (chronique ou passagère), une recette de vin sédatif tirée du livre de Eugène Vaga, *Maigrissez par les plantes* (Paris, Éditions de Vecchi S. A., 1985).

Recette de vin sédatif

4 tasses (1 l) de vin rouge

6 oz (180 g) d'écorces de bourdaine réduites en poudre

1 oz (25 g) de zeste d'orange amère (bigarade)

1/5 oz (5 g) de cannelle

1/5 oz (5 g) d'anis étoilé moulu

1/5 oz (5 g) de fenouil moulu

Faites macérer pendant une dizaine de jours, puis filtrez. Prenez 1 c. à soupe (15 ml) avant les repas.

• FATIGUE (CHRONIQUE OU PASSAGÈRE)

« Alors ma vieille, comment vas-tu aujour-d'hui ?

– Bof !

– Ouais, pas fort !

– Oh ! Je suis seulement un peu fatiguée...

– Un peu ? On dirait que tu viens de courir le marathon ou alors que ça fait trois jours que tu passes sur la corde à linge. Tu devrais te reposer un peu.

– Je sais ! Mais je n'arrive plus à me relaxer... »

Se relaxer ! Se reposer ! Ne penser qu'à soi !

Bien peu de gens, aujourd'hui, peuvent se permettre de s'offrir ce luxe. Ou alors, quand ils le font, c'est avec un sentiment de culpabilité si grand que l'inaction devient un véritable péché qu'ils s'empressent, à toute vitesse, de combler par mille et une tâches. Travail, stress, problèmes d'argent, manque de temps, famille, maison, courses, etc., sont autant de sources de tension qui sont, hélas, le quotidien de millions de personnes.

Et pourtant, sans un minimum de repos, sans périodes réservées à soi, sans loisirs et, surtout, sans un sommeil réparateur, c'est, inexorablement, à plus ou moins long terme (selon le niveau d'endurance de chacun), la maladie, la dépression nerveuse, le *burnout* et, dans les cas extrêmes mais non rares, le suicide.

Et si quelques verres de vin par jour suffi-saient ? Quelqu'un oserait-il s'opposer à la sauve-garde d'une santé ou d'une vie par excès de tempérance ? Non ! Ce ne serait pas de l'alcoolisme (ou de l'œnolisme), ce serait simplement une ques-tion de survie.

Généralement, les gens qui sont chroniquement dépressifs sont des gens qui ont beaucoup de mal (à cause de mille angoisses, de mille préoccupations, de mille problèmes) à trouver le sommeil. Ces per-sonnes souffrent d'insomnie ou d'un sommeil agité, perpétuellement interrompu par des périodes plus ou moins longues de veille ou peuplées de cau-chemars. Il faut l'avoir vécu, ne serait-ce que pen-dant une courte période, pour le comprendre. De nombreuses personnes n'ont qu'à poser la tête sur l'oreiller pour tomber dans les bras de Morphée mais, pour les insomniaques, les nerveux, les hyperactifs et les gens qui croulent sous le poids des responsabilités, il en va tout autrement.

Vous faites partie de cette dernière catégorie ? Alors, n'hésitez pas à vous offrir, tous les soirs avant d'aller dormir, un ou deux verres de vin (rouge de préférence). Il vous aidera, en engourdis-sant vos problèmes, à trouver le sommeil. Et ce sommeil ne sera pas celui des somnifères ni celui des anxiolytiques ; il sera sain, naturel, doux, béné-fique et régénérateur. D'ailleurs, n'est-il pas curieux de constater que la majorité des gens bien-pensants qui crient si fort et si rapidement à l'alcoolisme n'ont aucune réaction négative quand ils sont devant des personnes qui doivent avaler, pour venir à bout de leur insomnie, des somnifères puissants ?

Et pourtant, ceux-ci sont des drogues narcotiques beaucoup plus néfastes (entraînant une importante accoutumance) que le vin rouge.

Balayez les objections de ces personnes aux vues paradoxales et essayez les potions sédatives naturelles proposées dans ce livre. Le vin a, au moins, deux mille ans de traditions derrière lui. Honnêtement, est-ce que ces deux mille ans de traditions peuvent être deux mille ans de mensonges, de légendes et de fiction ? Au moins, essayez-le ! Ça ne vous coûtera que le prix d'une bonne bouteille.

Attention, cependant ! Souvenez-vous toujours qu'on a beau noyer ou engourdir sa raison ou ses problèmes dans le vin, on n'y noie pas le sujet de ses peines. Alors, bien entendu, vous devez, parallèlement au fait de boire du vin pour mieux dormir, veiller à éliminer de votre vie les sources inutiles de stress en vous permettant, occasionnellement, de ne penser qu'à vous. Le secret ? Apprendre à dire non.

• SÉDATIF

Que tes seins soient comme les grappes de la vigne,
le parfum de ton souffle comme celui des pommes
et ta bouche comme un vin excellent qui coule aisément
pour mon bien-aimé et glisse
sur les lèvres de ceux qui s'endorment...

LE CANTIQUE DES CANTIQUES

Un sédatif, selon le *Petit Robert*, c'est une substance (un médicament, un aliment, une boisson, etc.) « *qui calme, qui modère l'activité fonctionnelle exagérée d'un organe ou d'un appareil* ».

À l'instar de n'importe quel autre problème de santé, les problèmes imputables à une trop grande nervosité, à l'insomnie, à l'anxiété, et qui requièrent une substance sédative, doivent être traités par une série de mesures conjointes, tant pour la prévention que pour la guérison.

Voici quelques remèdes pour combattre l'insomnie, l'agitation nocturne et d'autres difficultés de sommeil liées à la nervosité, à l'angoisse et à l'anxiété.

Recette de vin sédatif*

Pendant six jours, faites macérer les ingrédients suivants :

3/4 oz (20 g) de passiflore (plantes entières)

3/4 oz (20 g) de mélisse (feuilles)

3/4 oz (20 g) de primevère (fleurs)

4 tasses (1 l) de vin blanc

Au bout de six jours, flitrez et embouteillez. Pour une nuit bienfaisante, prenez-en un verre à 18 heures et un autre une demi-heure avant de vous coucher.

---

* Tirée du livre de Eugène Vaga, *Maigrissez par les plantes*, Paris, Éditions de Vecchi S. A., 1985.

• STIMULANT

Si le vin, avec certaines épices et herbes aromatiques, s'avère être une boisson apaisante, par contre, avec des herbes différentes, l'effet contraire sera obtenu aussi facilement et par le même procédé de macération. Les épices et les herbes stimulantes sont : la cannelle, le gingembre, la menthe poivrée, le persil, le pin et le sapin.

Stimulant cutané

Voici un remède qui fut jadis utilisé, avec succès, pour revigorer et pour stimuler l'organisme par l'épiderme. Il suffisait tout simplement de masser, de frictionner vigoureusement le corps avec du vin rouge. Ce traitement avait la réputation d'être efficace dans les cas de maigreur anormale, de refroidissements, de frissons, de grippes et autres affections des voies respiratoires.

• TONIQUE

Un bon verre de vin tire mieux que deux bœufs.

VIEUX PROVERBE

Pour lutter contre la neurasthénie, l'anémie et la déprime, faites macérer, durant quelques heures, des quartiers et des pelures d'oranges amères (bigarades) dans du vin rouge sec. Cette boisson est tonique et vivifiante ; elle redonne, en un rien de temps, des couleurs au visage et de l'entrain au corps.

Grâce à son contenu en protéines et en sucres (glucose et fructose), le vin est un excellent tonique musculaire et un parfait nutriment. Il nourrit les muscles qui sont mobilisés lors d'efforts musculaires ou d'exercices physiques ardus ou violents. En outre, sa consommation, sage et mesurée, avant un effort physique important permet d'éviter aux individus qui se dépensent sans compter de tomber en état d'hypoglycémie.

Les personnes âgées ou en convalescence auraient avantage à consommer quotidiennement du vin, car celui-ci contient du calcium et du magnésium en quantité suffisamment importante pour les tonifier, pour les fortifier et pour les remettre rapidement sur pied. De plus, le vin exerce sur le cerveau une substantielle stimulation qui freine la sénilité. Un vieux proberbe français ne dit-il pas que « *le vin est le lait des vieillards* »?

REMÈDES POUR TOUS LES MAUX !

Voici maintenant des recettes de remèdes qui ont le pouvoir de remplir plusieurs fonctions à la fois. L'idéal, puisque le vin lutte efficacement contre tant d'affections, est d'en avoir toujours une bouteille ou deux au frais et de le consommer au besoin. Ceci dit, parce qu'ils sont bourrés de multiples vertus curatives, ces vins médicinaux, pris de façon modérée, peuvent être consommés quotidiennement, sans danger, à moins d'un avis contraire de votre médecin.

Les affections et les remèdes

* * *

Pour lutter contre les affections intestinales et rénales, l'artériosclérose, l'asthénie, l'arthrite, la goutte, les rhumatismes, le cholestérol, l'insomnie, l'insuffisance hépatique et rénale, le surplus de poids, la rétention d'eau, la fatigue et certains troubles de la croissance.

• De façon générale

Boire à chaque repas, en mangeant, un verre de vin blanc coupé avec de l'eau ou un verre de rouge léger et sec. Les personnes qui souffrent de dépression nerveuse ou mélancolique devraient boire un verre de blanc au début et à la fin de chacun des repas principaux, tandis que l'on conseille aux personnes en convalescence de boire un verre de vin blanc comme apéritif au repas du midi et à celui du soir, un de blanc comme digestif aux mêmes repas et 1 tasse (1/4 l) de rouge en mangeant.

• En infusion

Faites chauffer, une dizaine de minutes, sans faire bouillir, 1/2 tasse (125 ml) d'eau et 1/2 tasse (125 ml) de vin rouge et jetez-y quelques feuilles d'artichaut. Il s'agit, ici, des larges feuilles dentelées de l'artichaut, et non pas des bractées que l'on déguste aux repas. Vous pouvez vous concocter cette tisane tous les jours, une heure ou deux après le repas du soir.

Voici la recette d'un vin médicinal qui s'avère être un puissant diurétique et qui est également indiqué pour atténuer, sinon pour vaincre les douleurs reliées aux rhumatismes et à la goutte, les œdèmes (infiltration séreuse de divers tissus se traduisant par un gonflement diffus), les pierres aux reins et la jaunisse.

- Vin médicinal

Dans 4 tasses (1 l) de vin blanc sec, faites macérer, pendant huit jours, une poignée de racines ou de feuilles (et non pas de bractées) d'artichaut. Filtrez, embouteillez et buvez de 1/2 à 3/4 tasse (de 125 à 185 ml) par jour.

* * *

Pour faire la guerre aux troubles hépatiques.

- Vin médicinal

2 tasses (1/2 litre) de vin blanc

une poignée de feuilles de fraisier

une pincée de graines de persil

Faites chauffer le tout à feu moyen. Dès que le mélange atteint le point d'ébullition, réduisez le feu et laissez mijoter une dizaine de minutes. Ne laissez pas bouillir. Filtrez ensuite la boisson et consommez à raison d'un petit verre (environ 1/2 tasse [125 ml]), deux fois par jour, après les repas.

Les affections et les remèdes

* * *

La réputation du vin rouge n'est plus à faire quand il s'agit de prévenir les coups de froid ou de lutter contre les effets détestables de ces refroidissements (rhume, grippe, bronchite) ou autres affections des voies respiratoires : toux, écoulement nasal, congestion, maux de tête, etc.

Il n'était pas rare, autrefois, d'entendre les gens dire : « *Je tousse et je mouche car hier, j'ai pris un frisson* » ou alors « *Oh ! ce matin, à la réunion des dames de la Charité, j'ai pris froid et c'est pour ça que ce soir, je tousse autant !* »

À cette époque où la microbiologie n'existait pas, nul ne connaissait l'existence des virus ; les courants d'air et le froid étaient généralement désignés comme les grands coupables de toutes les affections des voies respiratoires.

Aujourd'hui encore, de très nombreuses personnes croient que la grippe, la bronchite ou la pneumonie se contractent par un courant d'air importun ou par une balade en plein air la tête et le cou nus.

Mais ces refroidissements sont l'œuvre de virus, et non pas du froid. Généralement, lorsque les symptômes d'une affection grippale surviennent, il y a déjà quelques jours que les virus sont à l'œuvre dans l'organisme.

Là où le vin intervient favorablement, c'est en raison de sa haute teneur en fer, celui-ci exerçant une action positive sur le système immunitaire, momentanément déficient, en le fortifiant afin qu'il puisse lutter contre les microorganismes malfaisants. En outre, le vin en tant que receleur d'une importante quantité de polyphénols et d'anthocyanes exerce aussi une action bénéfique, puissante et efficace en tant qu'anti-infectieux, antiviral et antibactérien.

• Remède

La consommation quotidienne d'un ou de deux verres de vin rouge par jour est une bonne façon de fortifier le système immunitaire et de s'armer efficacement contre les refroidissements de tous genres. Cependant, cette méthode préventive ne met personne entièrement à l'abri de toutes les affections des voies respiratoires. Il aide tout simplement à prévenir leur apparition.

* * *

Impossible (à moins d'en être victime en rapport avec un comportement particulier [aller au soleil, embrasser quelqu'un qui en a déjà un, etc.]) de prévenir l'apparition d'un feu sauvage, une sorte d'herpès. Impossible aussi, le plus souvent, d'arrêter sa progression dès qu'il s'est installé sur la bouche. De nombreux produits sont offerts en pharmacie (des crèmes, des onguents, des baumes) et de nombreuses recettes maison naissent de façon sporadique (urine du matin, buée de fenêtre, alcool pur, sperme, etc.). Tout cela dans l'espoir de mettre enfin la main sur un médicament qui saurait guérir magiquement le feu sauvage. Car, outre son aspect repoussant, le feu sauvage est également une source de douleur et de malaise. Essayez, juste pour voir, ce remède que je vous propose et voyez si vos lèvres y réagissent favorablement.

- **Remède**

Faites chauffer une petite quantité de vin rouge (environ 1/4 tasse [60 ml]) jusqu'à le réduire de plus de la moitié. Laissez ensuite refroidir et récupérez la matière coagulée qui se trouve au fond de la casserole. Appliquez sur le feu sauvage. Cette substance est riche en tanins, en polyphénols et en agents curatifs susceptibles de faire disparaître, presque magiquement, l'importun feu sauvage.

* * *

Pour réduire l'enflure des veines ou pour faire disparaître des varices, faites un cataplasme de feuilles de vigne que vous aurez préalablement arrosées, jusqu'à les imbiber, de vin blanc. Laissez agir pendant 20 minutes. Répétez l'opération matin et soir jusqu'à la disparition du gonflement veineux. Ensuite, continuez à raison de trois fois par semaine, puis deux, puis une seule comme cataplasme préventif.

Chapitre 10

Le vinaigre de vin

C'est Louis Pasteur qui fut le premier à découvrir la clé du mystère du... vinaigre. À une certaine époque, où les habitants de l'Asie occidentale nommaient « bière aigre » ce liquide qui nous sert aujourd'hui d'aromate, la métamorphose de l'alcool en vinaigre était bel et bien un mystère... un mystère qui durait depuis plus de quatre mille ans !

Ce jour-là (quelque part entre l'an 1822 et 1895), Louis Pasteur comprit que c'étaient les bactéries (ces microcréatures laborieuses) qui transformaient, dans un processus de fermentation, une solution alcoolisée en acide acétique. L'acide acétique est l'acide du vinaigre. À l'état pur, c'est un liquide corrosif et incolore à l'odeur suffocante. La fermentation acétique de laquelle est issu le vinaigre se manifeste, de façon spontanée, sous forme d'un amas à l'aspect gélatineux que l'on nomme la mère du vinaigre.

Deux procédés permettent d'obtenir du vinaigre.

- La méthode à l'ancienne qui provient sans doute d'Orléans, cette région de France qui fut au XIVe siècle (et qui est toujours) un point tournant dans la production et le commerce du vinaigre, n'est plus beaucoup utilisée. Ce type de vinaigre procède d'un ferment, d'un levain, d'une masse de mère de vinaigre, masse que l'on nourrit de diverses substances (vin [de raisin, de palme], cidre, fruits [bananes, cassis, dattes, figues, framboises, oranges], riz, lait de noix de coco, sirop d'érable, etc.) afin qu'elle engendre, à la suite de nombreuses années, parfois plus de 20 ans, après de nombreuses manipulations et vérifications (de l'air, de la température, du taux d'acide, du taux d'alcool), des vinaigres qui ont des propriétés semblables à celle du baume d'où l'appellation de « balsamique ».

- La méthode moderne, quant à elle, est beaucoup plus (modernité oblige !) expéditive. On arrive à produire aujourd'hui quelque deux mille litres de vinaigre par jour grâce à l'addition de substances chimiques dont de la potasse et des sulfites.

Le goût aigre du vinaigre dépend de son degré d'acidité. Généralement, celui-ci se situe entre 4,5 et 7,7 % d'acide acétique.

Pour les concepteurs du site Internet <http://www.acetoria.com>, qui fabriquent encore le vinaigre à l'ancienne : « *Fabriquer un vinaigre de qualité est chose complexe* » et « *Faire un bon vinaigre est un art* ».

Le vinaigre de vin

Le vinaigre est utilisé pour aromatiser les vinaigrettes ; il entre dans la préparation de la mayonnaise maison et de la moutarde ; on s'en sert largement dans les conserves et les marinades. Il a également de nombreux usages autres qu'alimentaires. Il a une durée de conservation illimitée et il est offert en différentes saveurs.

* * *

Ce n'est pas d'aujourd'hui que l'on attribue des vertus thérapeutiques au vinaigre, et plus spécifiquement au vinaigre de vin ! Déjà, les Anciens Grecs et les Romains lui reconnaissaient des pouvoirs curatifs.

De nombreux naturalistes, auteurs et phytothérapeutes, relatent des anecdotes anciennes relatives à l'utilisation du vinaigre comme médicament. Il semblerait que, cinq mille ans avant notre ère, les Égyptiens fabriquaient, pour en faire un anesthésiant local, un onguent, dont les principaux ingrédients étaient de la pierre de Memphis réduite en poudre et amalgamée à du vinaigre. Cette pommade anesthésiante permettait de pratiquer des opérations mineures sans aucune douleur pour le patient.

Voici quelques recettes ancestrales, issues de la tradition, et encore utilisées de nos jours.

• Le fait d'asperger une brûlure de vinaigre fait cesser toute douleur en quelques secondes. Il faut répéter toutes les 15 minutes.

- Le vinaigre est très efficace pour lutter contre les maladies de la peau. Versez du vinaigre directement sur la peau en cas de démangeaisons, d'éruptions ou d'infections.

- Si le goût ne vous rebute pas et que vous souffrez d'arthrite, buvez, chaque jour, 1/2 tasse (125 ml) de vinaigre dans lequel vous aurez fait dissoudre 1 ou 2 c. à soupe (15 à 30 ml) de miel.

- La recette précédente est valable également dans les cas de rhume tenace ou de congestion nasale. Si désiré, vous pouvez faire chauffer le vinaigre. Les personnes qui éprouvent des problèmes de digestion ou qui souffrent d'inappétence prendront ce même remède une vingtaine de minutes avant chaque repas.

- Faites une compresse de vinaigre balsamique de vin rouge et posez-la sur le front, la nuque et les tempes pour soulager la douleur due aux maux de tête et aux migraines ainsi que pour apaiser les personnes souffrant de fatigue, physique ou psychique, chronique ou passagère.

- Pour soulager la douleur ou la démangeaison d'une piqûre d'insecte (guêpe, frelon, araignée, mouche noire, etc.), frictionnez avec du vinaigre pur. L'effet est quasi instantané. Les vinaigres de cidre et de vin semblent être les plus efficaces et les plus appréciés.

TROISIÈME PARTIE

EN CUISINE !

Chapitre 11

Recettes à base de raisin et de vin

Alliez les vertus thérapeutiques des fruits à celles du vin en préparant ces délicieuses recettes.

FEUILLES DE VIGNE FARCIES

Elles peuvent être servies en entrée ou constituer un repas principal.

Ingrédients

2 lb (1 kg) d'épaule d'agneau hachée
2 oignons finement hachés
2 c. à soupe (30 ml) de persil haché
1 1/2 tasse (375 ml) de riz cuit
1/2 tasse (125 ml) de raisins secs
1 c. à thé (5 ml) de sel
1 c. à thé (5 ml) de poivre
du chili en flocons au goût

Dans un peu d'huile, faites revenir la viande avec les oignons, le persil, le sel, le poivre et le chili. Incorporez les raisins secs et le riz cuit. Déposez de cette succulente farce au centre d'une feuille de vigne et roulez en rabattant les bords de façon que la farce soit bien emprisonnée. Déposez dans un plat qui va au four. Vous pouvez empiler les rouleaux farcis. Humectez une feuille de papier d'aluminium et recouvrez vos rouleaux. Cuisez au four à 250 °F (120 °C) pendant 30 minutes.

FONDUE AUX TROIS FROMAGES*

Ingrédients

1 gousse d'ail (ou plus au goût)

2 tasses (500 ml) de vin blanc

1 oignon en dés

1 poivron vert en dés

1 boîte de 19 oz (540 ml) de tomates en conserve, hachées

1 tasse (250 ml) de chacun des trois fromages suivants : cheddar râpé, romano râpé et gruyère râpé

1 c. à thé (5 ml) de paprika

poivre au goût

Frottez le poêlon à fondue avec une gousse d'ail. Ajoutez le vin blanc, l'oignon, le poivron, les tomates, l'ail si désiré et faites chauffer. Incorporez

---

* Tirée de la brochure *Provigo, ma recette pour le temps des fêtes*, décembre 1996.

graduellement les fromages et, lorsqu'ils sont fondus, incorporez le paprika et le poivre. Servez avec des cubes de pain croûté et des crudités.

Note: Vous pouvez rehausser le goût de la fondue en y ajoutant 2 c. à soupe (30 ml) de cognac ou de kirsch.

SAUCE POUR JAMBON

Ingrédients

1/4 tasse (50 ml) de cassonade

2 c. à soupe (30 ml) de farine

1 1/2 c. à thé (7 ml) de moutarde en poudre

1 pincée de sel

1 pincée de poivre

1 1/2 tasse (350 ml) d'eau

2 c. à soupe (30 ml) de jus de citron

1/4 tasse (50 ml) de raisins secs

Mêlez tous les ingrédients et faites mijoter, une douzaine de minutes, à feu doux, jusqu'à ce que la sauce épaississe un peu comme un sirop.

Cette sauce peut se servir chaude ou froide. Elle accompagne très bien le porc, particulièrement le jambon.

SAUCE MATELOTE

Une sauce tout à fait délicieuse pour accompagner les mets aux œufs et les poissons.

Ingrédients

2 tasses (500 ml) de vin rouge

2 1/2 oz (75 g) de beurre

1 1/2 oz (40 g) de farine

2 échalotes françaises

1 c. à thé (5 ml) de sucre

sel et poivre au goût

Dans le beurre fondu, faites revenir les échalotes, finement hachées, jusqu'à ce qu'elles deviennent tout juste dorées. Saupoudrez de farine et mêlez. Sans jamais cesser de brasser, ajoutez lentement le vin rouge préalablement chauffé et laissez cuire, tout doucement, jusqu'à un léger épaississement. Salez et poivrez au goût.

Dans une petite casserole, dans 1 c. à thé (5 ml) de beurre ou d'eau, faites fondre le sucre en caramel (le sucre doit blondir; cela prend environ trois minutes) et versez dans la sauce. Évitez de garder au chaud trop longtemps, car cette sauce continuera d'épaissir. Si cela se produit, rajoutez, en filet, un peu de vin rouge chaud.

SAUCE AU VIN

Une sauce succulente pour accompagner les grillades de viande rouge ou blanche.

Ingrédients

1/4 tasse (60 ml) de vin rouge ou blanc

1 c. à thé (5 ml) d'échalotes hachées

1 pincée de poivre

1 boîte de sauce pour bœuf haché, de type hamburger steak

1 c. à soupe (15 ml) de sauce HP

sel et poivre au goût

Faites revenir les échalotes dans un peu d'huile ou de beurre. Poivrez légèrement. Ajoutez le vin et faites-le réduire de moitié. Ajoutez la boîte de sauce et la sauce HP. Laissez cuire quelques minutes et rectifiez l'assaisonnement en salant et en poivrant au goût.

SAUCE CHASSEUR

Une sauce parfaite pour accompagner les tournedos, l'agneau, le filet mignon et le filet de porc.

Ingrédients

2 c. à soupe (30 ml) de champignons crus émincés

1 c. à thé (5 ml) d'échalotes ou d'oignons finement hachés

3 c. à soupe (45 ml) de cognac

1/2 tasse (125 ml) de vin blanc

1 boîte de sauce pour bœuf haché, de type hamburger steak

3 c. à soupe (45 ml) de sauce tomate

1 c. à soupe (15 ml) de persil haché

Faites sauter au beurre les champignons et les échalotes. Dès que les légumes sont légèrement brunis, ajoutez le cognac et le vin blanc, et faites réduire de moitié. Ajoutez ensuite la boîte de sauce pour bœuf haché, la sauce tomate et le persil. Rectifiez l'assaisonnement au goût en ajoutant du sel et du poivre.

TARTE AUX RAISINS

Une véritable tarte à la *bise* comme celles de nos grands-mères !

Ingrédients

2 1/2 tasses (675 ml) de raisins secs de type Sultana (ceux d'Australie sont les meilleurs)

2 1/2 tasses (675 ml) d'eau froide

1 tasse (250 ml) de sucre blanc ou moitié cassonade, moitié sucre

3 c. à soupe (45 ml) de fécule de maïs

Déposez les raisins et l'eau dans une casserole, et faites chauffer. Dès que le mélange atteint l'ébullition, versez le sucre, réduisez le feu et brassez jusqu'à ce qu'il soit bien dissous. Chauffez de nouveau suffisamment pour que la « bise » mijote. Prenez un peu du liquide de cuisson et versez-le sur la fécule. Mélangez bien, puis versez la fécule diluée dans le chaudron. Brassez jusqu'à épaississement.

Si le mélange vous semble trop clair, ajoutez un peu de fécule selon le même procédé que ci-dessus. Attention, le mélange épaissit en refroidissant!

Laissez refroidir et versez dans un fond de tarte non cuit. Recouvrez d'une seconde abaisse et cuisez au four à 375 °F (190 °C).

BOULES DE MELON AU PORTO

Ingrédients

3 cantaloups découpés en petites boules à l'aide d'une cuillère à parisienne

1 tasse (250 ml) de porto

2 citrons

du sucre fin

des feuilles de menthe fraîches

Au réfrigérateur, faites macérer les boules de melon dans le porto pendant 24 heures. Mouillez le bord de quatre coupes à vin à l'aide d'un morceau de citron. Trempez dans du sucre fin. Remplissez les coupes et garnissez d'une feuille de menthe.

CANTALOUP AUX RAISINS FRAIS

Ingrédients

1 cantaloup coupé en deux et vidé de ses graines
des raisins frais sans pépins
1 clémentine
3 fraises tranchées en deux

Après avoir vidé le cantaloup de ses graines, découpez-en la chair en prenant soin de ne pas abîmer la pelure. Vous pouvez le découper et faire des cubes ou alors vous servir d'une cuillère parisienne et faire des mini-boules. Égalisez bien l'intérieur du fruit. Dans un bol, mêlez le cantaloup, les raisins et le suprême de clémentine, et déposez dans les demi-cantaloups. Arrosez de yogourt aux fraises ou aux framboises, et décorez chacun de trois demi-fraises. Servir froid dans une soucoupe avec des biscuits sablés.

Note: Un suprême de clémentine (ou d'orange ou de pamplemousse, etc.) est tout simplement le quartier de fruit débarrassé de la fine membrane qui le recouvre. Cette opération s'effectue à l'aide d'un couteau bien aiguisé.

FIGUES AU VIN BLANC

Ingrédients

12 figues mûres
1 tasse (250 ml) de vin blanc
1 tasse (250 ml) de crème 35 %
1/4 tasse (50 ml) de noix de Grenoble

Pelez les figues, piquez-les en quelques endroits, déposez-les dans un plat et arrosez-les de vin. Laissez macérer pendant quelques heures au réfrigérateur en remuant de temps à autre.

Égouttez les figues et réservez le vin. Disposez-les sur un plat de service. Fouettez la crème et garnissez le pourtour des figues à l'aide d'une poche à douille. Garnissez de noix de Grenoble et servez le vin filtré comme vin d'accompagnement.

FRAISES AU MOUSSEUX

Ingrédients

2 tasses (500 ml) de fraises fraîches non sucrées

1 bouteille de champagne, de vin blanc mousseux ou de vin rosé

1 pincée de poivre

1 c. à thé (5 ml) de sucre fin

D'abord, nettoyez les fraises et piquez-les, à l'aide d'une fourchette, en deux ou trois endroits. Poivrez légèrement. Mettez les fraises dans un bol (qui possède un couvercle hermétique) et arrosez-les de champagne ou de vin dans lequel vous aurez préalablement fait dissoudre le sucre. Réfrigérez.

Vous pouvez servir ce délice dans des flûtes à champagne ou de jolis bols en verre. Vous pouvez boire le champagne ayant servi à mariner les fraises ou alors y remettre d'autres fruits pour un dessert succulent.

POIRES AU VIN ROUGE

Ingrédients

8 poires mûres mais fermes

1 bouteille de vin rouge

1 bâton de cannelle

1/2 c. à thé (2,5 ml) de muscade

1/2 c. à thé (2,5 ml) de gingembre

quelques clous de girofle

une dizaine de grains de poivre noir

6 oz (180 g) de sucre glace

la pelure d'une orange coupée en lanières

la pelure d'un citron coupée en lanières

Dans une casserole (suffisamment grande pour contenir les poires), versez le vin, puis incorporez la cannelle, la muscade, le gingembre, les clous de girofle, le poivre, le sucre et les lanières de pelures d'agrumes. Mêlez bien, puis déposez, dans ce mélange, les poires pelées auxquelles vous laisserez cependant la queue. Portez à ébullition, puis réduisez le feu de façon que les poires ne fassent que mijoter tout doucement pendant une trentaine de minutes. Après ce temps, retirez les poires et réservez. Faites ensuite bouillir le vin aromatisé jusqu'à ce qu'il réduise de moitié et qu'il ait la consistance d'un sirop. Versez sur les poires. Dégustez chaud ou froid, au goût.

RAISINS À L'EAU-DE-VIE

Ingrédients

2 lb (1 kg) de raisins blancs (Muscat)

4 tasses (1 l) d'eau-de-vie à 45°

1 lb (454 g) de sucre

8 tasses (2 l) d'eau

Après avoir soigneusement lavé et essuyé les raisins, à l'aide de ciseaux, coupez chacun de la grappe en prenant soin de laisser environ 1/4 de pouce (0,5 cm) de pédoncule (queue). Il est essentiel de n'employer que des raisins parfaitement sains, non abîmés et sans meurtrissures. Déposez les raisins dans l'alcool dans des bocaux bien propres. Fermez hermétiquement et laissez macérer pendant une dizaine de jours. Au bout de ce temps, vous devez rajouter, à ces fruits, le sirop dont voici la recette.

Sirop : En brassant constamment, faites bouillir, pendant une minute, le sucre et l'eau. Laissez refroidir.

Ajoutez-y alors les raisins et l'alcool. Mêlez délicatement. Remettez dans les bocaux. Fermez hermétiquement et laissez macérer encore au moins un mois avant de consommer.

Un dessert digestif toujours très apprécié des fins gourmets-gourmands !

GELÉE DE RAISINS

Ingrédients

4 lb (2 kg) de petits raisins bleus (Concord)
1 tasse (250 ml) d'eau
3 tasses (750 ml) de sucre

Lavez les raisins, détachez-les de la grappe, enlevez tous les raisins meurtris ou tachés, puis mettez-les dans une grande casserole. Écrasez-les au pilon, puis ajoutez l'eau. Amenez à ébullition, couvrez et laissez mijoter 10 minutes. Versez dans un sac à gelée et laissez égoutter jusqu'à ce que le sac arrête de dégoutter. Pour obtenir une gelée transparente, ne pressez pas le sac, mais, si vous préférez la quantité à la transparence, alors pressez-le pour obtenir encore plus de jus. Coulez le jus obtenu dans une mousseline posée sur un tamis.

Pour prévenir la formation de cristaux dans la gelée, laissez reposer le jus dans un endroit frais toute la nuit. Le lendemain, passez dans une double épaisseur de mousseline, dans un tamis. Mesurez la quantité de jus nécessaire (ici : 4 1/2 tasses [un peu plus de 1 l]) et versez-le dans une grande casserole. Amenez à ébullition à découvert et laissez bouillir trois minutes.

Faites l'essai de pectine (que vous trouverez ci-contre). Quand l'essai est satisfaisant, ajoutez le sucre en remuant. Ramenez à ébullition et faites cuire jusqu'à ce que la gelée atteigne la cuisson voulue (voir ci-contre : « Épreuve de cuisson »). Retirez du feu. Écumez et versez bouillant dans les bocaux stérilisés. Paraffinez. Cette recette donne environ cinq bocaux de 7 1/2 oz (213 ml).

Essai de pectine : Pour savoir à quel moment ajouter le sucre, faites l'essai de pectine avec le jus qui a bouilli sans sucre. Mélangez rapidement une cuillerée d'alcool de bois (pour poêle à fondue) et une cuillerée de jus de fruits bouillant dans un petit bocal. Laissez reposer 30 secondes. S'il y a formation d'un caillot ou d'une masse en gelée molle, c'est que le jus contient suffisamment de pectine. Vous pouvez alors ajouter le sucre. Sinon, continuez à faire bouillir jusqu'à ce que les résultats soient satisfaisants. **DANGER : Ne goûtez pas à cet alcool : il est poison.** Ne l'employez que dans les recettes qui en demandent et suivez les instructions à la lettre.

Épreuve de cuisson « à la nappe »

- au thermomètre : Vérifiez le point d'ébullition de l'eau avec un thermomètre à bonbon. Mettez ensuite le thermomètre dans la gelée en ébullition et cuisez jusqu'à ce qu'il indique la température de l'ébullition de l'eau, soit 8 °F (4 °C).

- à la cuillère : Plongez une cuillère de métal froide dans le sirop bouillant ; relevez-la, puis inclinez-la jusqu'à ce que le sirop coule sur le côté. Quand la cuisson est à point, le sirop ne coule plus librement mais se divise en gouttelettes qui se réunissent pour tomber en nappe, de la cuillère.

MARINADE CUITE POUR GIBIER

Une excellente marinade pour le giber à poil ou à plumes.

Ingrédients

3 1/2 oz (100 g) d'oignons

3 1/2 oz (100 g) de carottes

2 échalotes

4 petits bouquets de persil

1 branche de céleri

2 gousses d'ail

1 pincée de thym

1 feuille de laurier

4 tasses (1 l) de vin rouge ou blanc

1 tasse (250 ml) de vinaigre de vin rouge

1 c. à thé (5 ml) de poivre en grains

1/2 oz (10 g) de sel

3 c. à soupe (45 ml) d'huile

Coupez finement les oignons, les carottes, les échalotes et le céleri, et faites-les revenir dans l'huile, jusqu'à une légère coloration. Ajoutez le vin, le vinaigre, le poivre, le sel, les bouquets de persil (entiers), les gousses d'ail tranchées en deux, le thym sec et la feuille de laurier. Dès que le mélange atteint le point d'ébullition, réduisez le feu et laissez cuire très doucement, sans couvrir, pendant 45 minutes. Laissez refroidir avant de verser sur les pièces de viande.

MARINADE CRUE AU VIN BLANC

Idéale pour faire mariner poissons et viandes blanches.

Ingrédients

2 tasses (1/2 l) de vin blanc

la pelure séchée d'une demi-orange

1 pincée de thym, de gingembre et d'anis

sel au goût

1 c. à thé (5 ml) de poivre en grains

3 c. à soupe (45 ml) d'huile

1 feuille de menthe (pour un gigot d'agneau)

VINAIGRE AUX PIMENTS FORTS

Pour remplacer le vinaigre ordinaire dans n'importe quelle recette.

Ingrédients

1 oz (25 g) de piments rouges forts, séchés

2 1/2 tasses (60 cl) de vinaigre de vin rouge

Faites chauffer le vinaigre de vin rouge jusqu'à ce qu'il frémisse seulement, puis versez-le dans le bocal contenant les piments rouges. Laissez refroidir avant de fermer hermétiquement. Laissez macérer deux semaines, puis filtrez et remplissez une bouteille propre de ce vinaigre en prenant soin de la remplir jusqu'au bord en y ajoutant, au besoin, du vinaigre de vin. Si le goût n'est pas assez fort, laissez macérer trois semaines plutôt que deux.

COCKTAILS ET AUTRES BOISSONS

Quand le vin est tiré, il faut le boire.

COCKTAIL AU JUS DE RAISIN

Désaltérant, rafraîchissant, diurétique (pour deux personnes).

Ingrédients

1 tasse (250 ml) de jus de raisin

1 tasse (250 ml) de jus d'ananas

2 c. à soupe (30 ml) de miel

Mêlez et servez sur glace.

COCKTAIL DU SOIR

Un cocktail parfait à servir, en après-midi ou en soirée, à vos invités (pour six personnes).

Ingrédients

1 1/2 tasse (375 ml) de vodka

1 1/2 tasse (375 ml) de jus d'abricot

3 tasses (750 ml) de champagne ou de vin mousseux

Mettez un peu de glace pilée dans le *shaker*, puis versez-y la vodka, le jus d'abricot et le vin mousseux. Secouez. Servez dans des flûtes à champagne, décorées d'un morceau d'abricot frais ou séché.

COCKTAIL DES « PAPILLES ENCHANTÉES »

Ce cocktail est tellement bon ! Prévoyez-en donc un peu plus (pour quatre à six personnes).

Ingrédients

3 tasses (500 ml) de vin blanc sec

1 tasse (250 ml) d'armagnac

1 tasse (250 ml) de jus d'ananas

le jus d'un demi-citron

Mettez de la glace pilée dans un *shaker* et ajoutez-y le vin blanc, l'armagnac, le jus d'ananas et le jus de citron. Mélangez vigoureusement. Servez sur glace et décorez le verre d'une demi-tranche de citron ou de limette.

PUNCH CHAUD ET ÉPICÉ

Idéal au retour d'une journée de ski ou d'une randonnée hivernale.

Ingrédients

4 tasses (1 l) de vin blanc sec

1 citron

2 bâtonnets de cannelle

1 gousse de vanille

Coupez le citron en fines tranches et déposez au fond du bol à punch. Faites chauffer le vin, la cannelle et la vanille jusqu'au frémissement du liquide. Ne faites pas bouillir. Versez le tout sur les tranches de citron, laissez infuser quelques minutes, servez et dégustez.

HYDROMEL AU VIN BLANC

Ingrédients

2 c. à soupe (30 ml) de miel

1 c. à soupe (15 ml) de levure de bière

40 tasses (10 l) d'eau

4 tasses (1 l) de vin blanc

Dans une petite casserole ou au four à micro-ondes, faites liquéfier le miel. Laissez tiédir, puis ajoutez la levure préalablement dissoute dans un peu d'eau. Laissez fermenter le tout pendant huit jours. Durant ce temps, chaque jour, ajoutez à votre mélange de miel et de levure 1/4 tasse (60 ml) de vin blanc. Au bout de huit jours, remplissez le récipient d'eau et fermez-le hermétiquement. Laissez reposer deux mois. Filtrez et embouteillez.

SANGRIA

Une boisson digne de toutes les fêtes !

Ingrédients

2 bouteilles de vin blanc (2 x 750 ml)

1/3 tasse (75 ml) de sucre

2 tasses (500 ml) de club soda

1/2 tasse (125 ml) de schnaps aux framboises

8 gouttes d'angostura ou de sirop de grenadine

le jus d'un citron

2 oranges finement tranchées

1 tasse (250 ml) de fraises fraîches (ou surgelées et dégelées) tranchées

2 citrons finement tranchés

1 tasse (250 ml) de raisins verts (sans pépins) coupés en deux

des tranches de fraises ou des demi-raisins dans des glaçons

Mélangez le vin et le sucre dans un grand bol à punch. Faites dissoudre le sucre en remuant. Ajoutez le club soda et tous les autres ingrédients, sauf les glaçons, et remuez. Versez dans deux pichets et déposez au réfrigérateur pendant une heure. Au moment de servir, ajoutez les glaçons « farcis » et décorez les verres de mini-brochettes de fruits.

Note: Pour de la sangria au vin rouge, remplacez le vin blanc par du vin rouge, le schnaps aux framboises par du schnaps aux pêches et les fraises par 1/4 tasse (50 ml) de cerises au marasquin coupées en deux. Pour une sangria sans alcool, remplacez le vin blanc par 6 tasses (1,5 l) de jus de raisin.

VIN BLANC À L'ANANAS

Pour un cocktail différent !

Ingrédients

2 tasses (500 ml) de vin blanc

2 tasses (500 ml) de jus d'ananas

1 tasse (250 ml) de gin

eau gazeuse

Mettez de la glace dans le *shaker*, puis versez-y le vin, le gin et le jus d'ananas. Mélangez. Sur glace, remplissez des verres à moitié et complétez avec de l'eau gazeuse.

VIN CHAUD AUX MANDARINES

Une autre boisson pour réchauffer après une journée de plein air, en hiver.

Ingrédients

8 tasses (2 l) de vin rouge

1 tasse (250 ml) d'eau

1/2 lb (250 g) de sucre blanc fin

5 mandarines

Dans une casserole, amenez l'eau à ébullition. Réduisez le feu et ajoutez-y le sucre, les zestes et les quartiers de mandarine coupés en deux pour qu'ils puissent libérer leur jus. En brassant constamment (mais délicatement), faites chauffer jusqu'à ce que le sucre soit dissous. Ajoutez le vin rouge et laissez tout juste frémir. Filtrez et servez chaud en décorant le verre avec des demi-tranches d'orange et de citron.

VIN ÉPICÉ

Un petit « boire » aphrodisiaque, tiré du livre *La table en Fête* des Cercles de Fermières du Québec.

Ingrédients

4 tasses (1 l) d'eau
1/4 tasse (50 ml) de sucre
1/2 tasse (125 ml) de raisins secs
1/2 tasse (125 ml) d'amandes mondées
2 bouteilles de vin rouge sec
1/4 c. à thé (1 ml) d'angostura amer
8 clous de girofle
1 c. à thé (5 ml) de quatre-épices
1/2 c. à thé (2 ml) de muscade moulue
1/2 c. à thé (2 ml) de gingembre moulu
des bâtons de cannelle

Mêlez tous les ingrédients, sauf le vin et les bâtons de cannelle, et portez à ébullition. Couvrez et faites mijoter à feu très doux une dizaine de minutes (au maximum). Le mélange doit à peine frémir, sans quoi ce vin médicinal perdra une grande partie de ses vertus thérapeutiques. Filtrez et faites chauffer de nouveau jusqu'à ébullition. Ajoutez ensuite le vin et réchauffez le tout sans faire bouillir ni mijoter. Servez cette succulente boisson chaude accompagnée de bâtons de cannelle.

VIN MOUSSEUX AU COULIS DE FRUITS

Un petit vin délicieux et rafraîchissant qui ravit tant l'œil que le palais !

Ingrédients

4 tasses (1 l) de vin mousseux

framboises, fraises, mûres, bleuets ou cerises

Réfrigérez le vin mousseux au moins trois heures avant de servir. Faites un coulis de fruits.

Coulis

Faites mijoter trois fruits avec la moitié de leur poids en sucre et 1 1/2 tasse (325 ml) d'eau jusqu'à la consistance désirée, un peu comme une confiture. Écumez régulièrement durant la cuisson.

Tamisez ou alors passez au mélangeur pour liquéfier. Cette dernière méthode donne un coulis moins clair, moins limpide.

Au moment de servir votre vin, versez un peu de coulis au fond de la coupe et emplissez de vin. Garnissez (quand cela est possible) chaque coupe de trois fruits qui lui sont associés.

VIN MOUSSEUX À L'ORANGE

Un cocktail simple comme bonjour à faire, et à boire en amoureux !

Ingrédients

4 tasses (1 l) de vin mousseux

12 oz (350 ml) de jus d'orange

Gardez le vin au réfrigérateur jusqu'au moment de servir. Versez un peu de jus d'orange au fond de la coupe et emplissez de vin. Garnissez d'une rondelle d'orange ou de pamplemousse.

Vous et votre santé

C ommencez (si ce n'est déjà fait !) à réfléchir sur le simple fait de vous alimenter. Sans vivre pour manger, il ne faut pas, non plus, simplement manger pour vivre. Il faudrait que chaque individu prenne conscience que sa santé est tributaire de ce qu'il ingurgite. Manger est un geste quotidien que chacun fait pour donner à sa *machine* du carburant pour qu'elle soit en mesure de fonctionner. Certaines machines, cependant, fonctionnent beaucoup mieux que d'autres. Et l'alimentation en est en grande partie responsable. Sans en être les uniques artisans, les aliments que l'on consomme (aliments solides et liquides) contribuent à l'équilibre général, tant physique que mental, de l'organisme humain. Il est curieux de constater combien les hommes et les femmes prennent un soin jaloux de leur automobile en les astiquant, en les cajolant et en leur fournissant toujours les *aliments* dont elles ont besoin pour « performer ». Car tout le monde sait qu'une voiture, pour rouler, a besoin d'un certain entretien. Alors pourquoi ces mêmes personnes sont-elles aussi insouciantes quand il s'agit de leur propre entretien ?

Le vin est un aliment sain. Ainsi en témoignent des dizaines de milliers de récits, véridiques ou non, et ce, depuis la nuit des temps. Que ses vertus soient scientifiquement prouvées ou non, le raisin a toujours été la joie, le réconfort et même la seule médecine (traditionnelle ou parallèle) de dizaines de millions de personnes, depuis la très lointaine époque néandertalienne. En effet, il semblerait que des archéologues ont retrouvé dans certains lieux du présent, et venus du passé, de petites graines fossilisées qui, au carbone 14, se sont révélées être des grains de raisin.

L'histoire du vin en est une tant spirituelle que physique, mentale et médicinale.

Nous vous souhaitons de grand cœur, à tous et à toutes, un très bon verre de vin, blanc, rouge ou rosé. Et puisse celui-ci, plein de gaieté, de joie et d'allégresse, vous mettre du baume au cœur et au corps et vous permettre d'y puiser, dans un équilibre parfait, la paix de l'âme et de l'esprit.

Car les hommes, et ça ne date pas d'hier, ont toujours eu besoin d'euphorisants (et le vin n'en est-il pas la représentation la plus parfaite ?) ; à preuve, cette citation biblique, prononcée par Ésaïe pendant un conflit guerrier :

Vous et votre santé

Car sur votre récolte et sur votre moisson est venu fondre un cri de guerre; la joie et l'allégresse ont disparu des campagnes, dans les vignes, plus de chants, plus de réjouissances. Le vendangeur ne foule plus le vin dans les cuves. Je fais cesser les cris de joie.

Cela démontre bien que l'humanité devrait se réjouir de pouvoir bénéficier des pouvoirs curatifs (physiques et psychiques) que procure cette grappe divine venue du ciel et qui, fermentée, donne à l'homme et à la femme le pouvoir sur l'éternité.

BIBLIOGRAPHIE

ANGLADE, Pierre, directeur de l'ouvrage. *Vins & vignobles de France*, Paris, Le SavourClub Larousse, 1987.

BERTHOIN, M. H. Collection pratique de poche dirigée par, *Toutes les boissons et les recettes au vin*, Paris, Larousse, 1968.

BRICKLIN, Mark. *Dictionnaire des remèdes naturels*, Montréal, Éditions Québec Amérique, 1985.

CARPER, Jean. *Les aliments qui guérissent*, Montréal, Éditions de l'Homme, 1990.

CARPER, Jean. *Les aliments et leurs vertus*, Montréal, Éditions de l'Homme, 1993.

CARPER, Jean. *Cures miracles*, Montréal, Éditions. de l'Homme, 1997.

Cercles de Fermières du Québec (Les). *La table en Fête*, 1987.

DE MONCEAUX, Lise. *Santé, beauté, longévité par les huiles essentielles*, Paris, Éditions de Monceaux, 1979.

ESCOFFIER, A. *Ma Cuisine*, Paris, Ernest Flammarion Éditeur, 1935.

JOHNSON, Hugh. *Une histoire mondiale du vin*, Paris, Éditions Hachette, 1989.

KY, Tran D[r], DROUARD, F. D[r], GUILBERT, J. M. D[r]. *Les vertus thérapeutiques du bordeaux*, Paris, Éditions Artulen, 1991.

LICHINE, Alexis. *Encyclopédie des vins et des alcools de tous les pays*, Paris, Éditions Robert Laffont, 1998.

MAURY, E.-A. *Docteur, Soignez-vous par le vin*, Paris, Éditions Universitaires, 1983.

MAURY, E.-A. *Docteur, Notre vin quotidien*, Paris, Éditions Universitaires, 1987.

MONSUR, Chaz. *Secrets, préceptes, remèdes et recettes d'une famille d'Auvergne avant la Révolution*, Paris, Éditions Berger-Levrault, 1979.

MONTIGNAC, Michel. *Boire du vin pour rester en bonne santé*, Paris, Éditions Flammarion, 1997.

ORHON, Jacques. *Petit guide des grands vins*, Montréal, Éditions de l'Homme, 1988.

PEYNAUD, Émile. *Connaissance et travail du vin*, Paris, Éditions Dunod, 1981.

RICHARDSON, Julia. *Fruits et légumes exotiques du monde entier*, Montréal, Éditions Héritage, 1990.

THIFFAULT, Michèle (traductrice). *La santé par les jus*, Montréal, Éditions Quebecor, 1990.

VAGA, Eugène. *Maigrissez par les plantes*, Paris, Éditions de Vecchi S. A., 1985.

VALNET, J. *Traitement des maladies par les légumes, les fruits et les céréales*, Paris, Maloine S. A. Éditeur, 1967.

WOUTAZ, Fernand. *Cépages d'Europe*, Paris, M. A. Éditions, 1990.

SOMMAIRE

Achevé d'imprimer chez
MARC VEILLEUX,
imprimeur à Boucherville,
en juin mil neuf cent quatre-vingt-dix-neuf